U0012551

GUIDE DE LA PHYTOTHERAPIE

香藥草自癒全書

從緩解疼痛、調整體質到提升免疫，適用一生的天然植物療法指南

72$^+$ 對應處方
×
105 種香藥草事典

梅屋香織
KAORI UMEYA

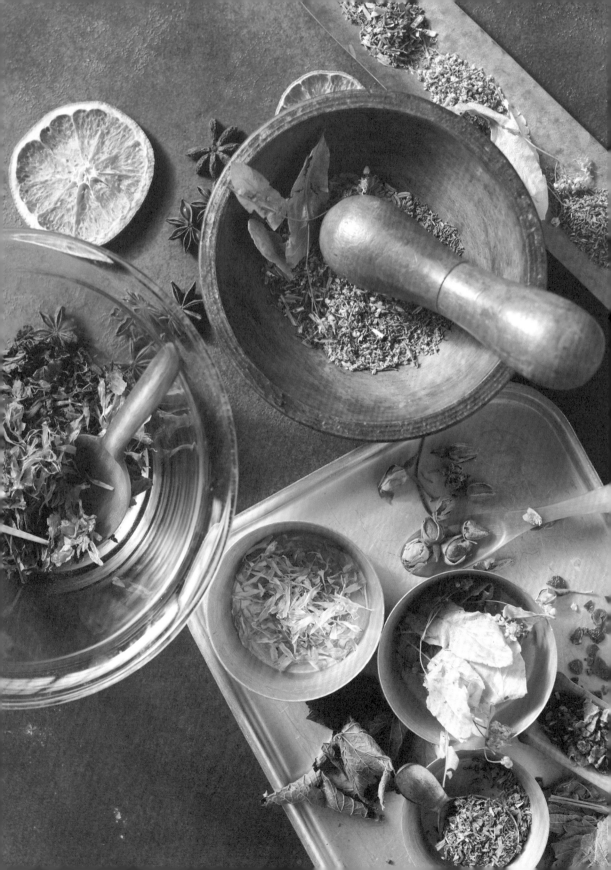

在日本提到法國的植物療法，大家第一個想到的是什麼呢？應該有很多人會聯想到販售豐富香藥草或精油產品的品牌herboristerie，也就是香藥草藥局或專賣店吧！但香藥草的世界可不僅止於此。我在法國生活的9年期間，無論是以居住者的經歷，或是身為植物療法師的視角，都深入學習與體驗了法國的植物療法。而本書就將以香藥草的處方為中心，詳細介紹法國植物療法的相關知識，讓讀者能輕鬆地將植物療法融入於生活。除了傳授有效進行植物療法的重點，也希望能透過本書的內容，向讀者傳達我在法國所親身體驗的植療現況。

其實，要在日常生活中實踐植物療法，並沒有太高的門檻，各位可以利用家中的植物，輕鬆混合調配出具療效的草本茶；或是以香藥草或精油為主軸，以各種方式實行植物療法。

在不知不覺中，植物與植物療法已經貼近我們的日常生活。如果能透過植物療法營造舒適且健康的人生，相信是至高無上的喜悅。由衷盼望本書的內容能幫助各位，學習正確的植物療法知識，度過美好的生活。

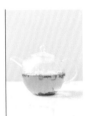

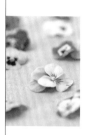

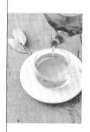

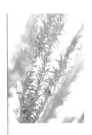

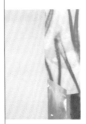

CHAPITRE 4

季節與日常的
-實用保養處方-

COLOMMNES

本書的注意事項

植物療法為輔助醫學的一種，並無法取代現代醫療。此外，本書是以在家庭中進行植物療法為前提，為了讓一般人在日常生活中，更易於實行法國的植物療法而提供了改良配方，屬於植物療法的指南書籍。本書的目的是讓現代人可以改善生活中的不適症狀或生活習慣，以及作為治療身體症狀，或是治療後的康復流程的輔助等，請勿光靠植物療法來進行治療。在進行植物療法前，請先詳讀以下注意事項。

【身體有需透過治療或定期前往就醫的症狀時】

○ 定期就醫或服用藥物者，請先聽取主治醫師或藥師等專家的建議，再進行植物療法。
○ 有定期服用藥物時，不要自行判斷停止服用。
○ 有些植物會增強或減弱藥物的藥效，請務必與主治醫師或藥師討論，並參考書後的香藥草百科，留意植物的注意事項與禁忌。

【有關於植物的注意事項與禁忌】

○ 對於特定的體質、疾病與身體狀況等，某些植物都有對應的禁忌，建議先注意相關的禁忌。即使是本書所列的植物混合處方，也要先確認各種植物的注意事項與禁忌後再行使用。

【有關於植物的效用】

○ 植物效用的顯現程度因人而異，即使是同一個人使用，也會因身體狀況而也有不同的顯現程度或感受。
○ 在進行植物療法的期間，如果身體產生不良症狀，請務必尋求醫師或植物療法專家的建議。

【其他】

○ 跟藥物相比，香藥草的功效較為溫和，但要避免長期持續（超過3個星期）飲用草本茶。
○ 某些精油會強烈刺激皮膚，建議先試擦在小範圍的肌膚上，觀察肌膚反應後再行使用。如有異狀請找專業醫師協助。
○ 對於在實行本書所介紹的植物療法時，所產生的症狀、受傷或損傷等所有身體損害情形，作者與出版社不負任何責任。請讀者以自我承擔責任為前提下，進行植物療法，在此鄭重聲明。

植物療法的基本知識
- 植物與我們的身體 -

在實行植物療法前，
要先帶各位了解植物與人體的特性。
依照身體狀況來選擇合適的植物，
能更順利的實行植物療法。

Notions de base

本書對於「植物療法」的定義

LA DÉFINITION DE LA PHYTOTHÉRAPIE

植物療法的定義，是著重植物的整體性，活用植物複雜成分所擁有的藥理作用，發揮對身體有益的效用，藉此矯正體內的失調，讓身體恢復健康的狀態。

人類自古以來便有採摘生活周遭的植物，製作成藥物來治病的習慣和歷史，經過演進與發展，成為現代醫學所使用的醫療用品。另一方面，世界各地也存續著中醫學、阿育吠陀等傳統醫學治療法，以及各地所流傳的民間療法性質的體質改善法。法國人則是以時俱進，改良與淘汰自古以來存在的民間療法，在現代發展出「值得信賴的民間療法」，也就是植物療法。現代的植物療法，在某些情況下，會在醫師或藥師的指示下進行，是相當出色的醫療方式。

植物是這類傳統醫學或民間療法的主角，會從土壤吸收礦物質與養分，為了適應周遭的環境，或是面對大自然的威脅來守護生命，便自行合成必要的成分。對於人類而言，這些成分具有藥理作用。換言之，當人類攝取植物所擁有的成分後，身體的機能與狀態會產生變化。植物療法的原理，是整合植物對於人體所帶來的變化並加以運用。「依照現在的身體狀態，需要攝取相對應作用的成分」，只要事先了解植物的藥理作用，想像一下身體的變化後選擇合適的植物，就能利用香藥草、精油、酊劑等形式，讓身體獲得所需的成分。

本書所介紹的植物療法，結合了歐洲或法國的傳統療法，並根據現代醫學的觀點解析植物的成分，屬於有「科學證據」的植物療法，兼具傳統療法與現代醫學的特點。在本書中我也將分享在大學所學的知識，以及任職於香藥草藥局的經驗做分享。在本書所寫的內容，並不代表植物療法的所有內容。不過，對於想要實地進行療法的讀者，我在本書列出了各種搭配的處方，以及對應所有的症狀。

此外，為了有效的進行植物療法，要先看清目前的身體狀態。本書前半的內容，會帶讀者深度認識自己的身體。要逐一記住植物的成分，並不是簡單的事情，但只要了解攝取植物後身體所產生的變化，即可體驗植物療法的樂趣。植物並非靠單一成分來產生作用，而是透過複雜的成分相輔相成發揮效用，各位可以依據本書所介紹的處方，嘗試各種香藥草的組合，加以實踐。

所 謂 的 植 物 溫 和 作 用

||

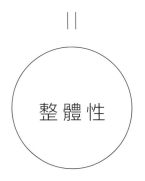

整 體 性

要打造健康的身體，必須攝取均衡的營養。但是，要完整地攝取理想中的營養，是相當困難的事情。在充滿壓力的現代生活中，維生素與礦物質等營養素非常容易耗損，造成消化系統運作機能降低。不久之後，會連帶導致身體機能失調。對於維持身體健康的營養，植物的作用是調整體內平衡，也就是本書所介紹的藥用植物。在植物療法的領域中，選擇藥用植物的關鍵在於「整體性」，不僅要萃取植物的特定成分，還要利用植物的功效，讓體內各器官產生綜合作用，有助於調整身體平衡。大家對於植物的印象是「具有溫和的作用」，重點就在於整體性。反之，如果單獨萃取特定的成分，就會像藥物般發揮單一作用，缺點是有可能會產生副作用，導致身體其他部位失去平衡。

植物療法的基本知識Q & A

雖然植物療法是可輕鬆入門與學習的領域，但若能涉獵基本知識，在日常生活中實行植物療法時，會更具效果。接下來將以Q&A的形式，針對人們經常提出的問題，進行植物療法的基本知識解說。

Q. 實行植物療法時，一定要先準備大量的香藥草嗎？

A. 剛開始可以先準備一種喜愛的香藥草，循序漸進。

植物具有複雜的藥理作用，混合後會產生相乘效果。不過，剛開始只選用單一種類的植物，也沒有關係。像是將植物做成草本茶、粉末、酊劑、精油等易於使用的形式，是實行植物療法領域的入門。在實行的過程中，一定會產生「想嘗試進階的方法」、「不知道這種香藥草效果如何」等延伸的想法。自然而然，當植物的選擇性增多後，就會發現家中存放香藥草的空間快不夠了。

Q. 由於香藥草的作用較為溫和，所以一定要長期實行植物療法？

A. 可採「持續進行3星期，休息1星期」為基本循環。

不一定要長時間才能顯現香藥草的效果，無論是急性症狀或長期改善體質的需求，香藥草都能對應。例如，飲用具有利尿作用的草本茶，在幾個小時內就會感受到香藥草的效果；喉嚨疼痛時，選擇具舒緩發炎成分的香藥草，製成草本茶飲用後，即可緩解症狀。然而，如果要改善手腳冰冷或慢性病的時候，香藥草就跟藥物一樣，並非在一朝一夕之間能改善這些症狀。由於這些症狀是長年累月所造成的，需要長時間才能讓身體恢復原本的狀態。

―――― POINT ――――

不建議長期間飲用相同種類的草本茶，這樣有可能導致身體產生新的失衡現象。植物療法的基本循環，是持續進行3個星期，再休息1個星期，藉此觀察效果，並依照個人需求來調整。

Q 香藥草具有副作用嗎？

A

就正面意義來說，香藥草的確充滿副作用。

「香藥草的效用較為溫和，因此不會產生副作用。」這是錯誤的認知。相對於身體主要所需的作用，即主作用，其他的作用被稱為副作用。由於植物含有各式各樣的成分，會產生多數的作用，所以香藥草其實充滿副作用，但卻是正面的。帶有副作用的香藥草，其成分接觸身體的各個器官後，能避免產生劇烈變化；同時也因為不會干擾身體調整整體平衡的力量，反而能增進身體調節平衡的能力。

—— POINT ——

某些植物的成分會導致過敏，或是長期使用後會對身體造成不良影響，為了安全且安心地進行植物療法，先尋求專家的建議才是理想的方式。

Q 可以跟西藥或中藥一起服用嗎？

A

基本上是可以的，但在服用前要先做確認。

在大多數的情況下，香藥草可以跟藥物併用。但根據研究證實，有許多香藥草會與藥物產生相互作用，為了避免服用中的藥物效用減弱或增強，必須特別注意。如果有服用中藥的習慣，也要先確認植物與中藥的相互作用，避免影響中藥的藥效。在併用某些香藥草與藥物後，有可能會引發不良反應，在服用藥物的期間，請先取得醫師或藥師的建議，再選擇合適的植物。

Q.

即使沒有身體的煩惱或症狀，植物療法也能派上用場嗎？

A.

進行季節性的保養或全面性保養時，可以試著運用植物療法。

目前沒有任何關於健康上的煩惱或症狀，代表身體處於最佳的健康狀態，是非常理想的情形。這時候可以定期做全面性保養（參考第 2 章）或配合季節變化來保養（參考第 4 章），以維持最佳的身體狀態。每天保養能避免身體狀態惡化，但並不能始終保持同樣的狀態且毫無任何變化，即使自己感受不到，身體也會持續變化，並努力維持良好的平衡。這時候，植物就能幫助身體維持平衡。

—————— POINT ——————

有些慢性症狀被視為理所當然，自身也沒有察覺到這些症狀，等到發現後不知道該如何改善時，就可以尋求專家的協助。

————————————————

Q.

無關年齡，所有家人都能運用植物療法嗎？

A.

從小孩到老年人，所有人都能使用。

進行植物療法時無關年齡，雖然可以跟家人共用同種的植物，但可以依照個人體質進行保養，才能發揮植物療法的真正價值。此外，有些植物需要依照年齡來區分使用，尤其是對於年幼的小孩，要先留意能否運用該植物，或是跟成年人相比，可減少用量與濃度。

Q.

該如何保存香藥草？

A.

將香藥草存放在玻璃瓶的時候，務必放在沒有日光直射的場所。

無論是從市面購買或自行調配的香藥草，要避免存放在高溫潮濕或日光直射的場所，使用玻璃材質的保存容器時，更要特別留意。此外，還要防止鋸角毛竊蠹（俗稱菸甲蟲）等蟲類的入侵，建議可以將香藥草放入夾鏈密封袋中，再放入冷凍庫保存。如果有用剩的香藥草，可以挑選合適的種類，用來泡澡或足浴，也有不錯的效果。

Q 香藥草分成草本茶、精油、浸出液等種類，其功效都一樣嗎？

A **嚴格來說各不相同，可選擇易於使用的種類。**

Q 飲用任何的草本茶都能感受到一定的功效嗎？

A **最好能選用非加工且新鮮的乾燥香藥草。**

使用植物療法時，需要植物所含有的成分，也就是有效成分。有效成分位於細胞壁的堅韌組織中，但在摘下並烘乾植物的過程中，有效成分會開始減少或變質。日本人經常飲用的香藥草是經過粉碎後製成的茶包，有著繁複與耗費大量時間的製作過程，導致許多種香藥草的有效成分會大幅流失。因此，要盡量購買尚未經過粉碎的香藥草，也要避免使用褪色或失去香氣的香藥草。然而，無論是任何種類的草本茶，多方飲用都值得鼓勵，才能有助於養成定期飲用的習慣。

植物成分的出現形態，會因萃取的方式而不同。嚴格來說，香藥草的功效也會因劑型而異。此外，依據飲用或塗抹等不同的使用方法，會顯現不同的功效，建議可依照症狀來選擇最佳的劑型，或是搭配數種香藥草做使用。精油的差異性特別明顯，像是萃取芳香成分等有效成分的原液，跟草本茶相比，對於身體局部會有更顯著的作用。此外，由於精油散發香氣，經常用在嗅覺療法的種類上。如果能妥善搭配合適種類的香藥草，即可發揮最佳的功效，達到舒適的身體護理。

植物的各種形式

植物療法中的香藥草，可變化成各種形態來使用，萃取的有效成分也會因劑型的種類而不同，建議可依據使用目的與符合自身習慣的方法來區分使用。

草本茶之浸泡法

Tisane / Infusion

將香藥草浸泡在熱水中來萃取成分，是常見的香草茶沖泡方式，適合使用花瓣、葉子、莖等柔軟的部分。一天喝2至3杯草本茶，會感受到較為明顯的功效。由於草本茶不耐保存，沖泡後要在當天喝完。

【混合的訣竅】

浸泡、煎熬都相通；將大片葉子或果實切碎或切斷時，盡量統一所有的香藥草的大小，混合時才會更為均勻。在混合前僅取用所需的份量，並切成小片。此外，植物的果實或根部等較重的部位，容易沉積於容器的底部，混合的時候要從底部撈起拌勻。

【製作方法】

以250ml的水與一湯匙的香藥草為基準，將煮沸的熱水倒入茶壺中，放入香藥草，蓋上蓋子浸泡5至10分鐘，再使用濾茶器過濾後即可完成。

草本茶

Tisane

將植物烘乾後，萃取水溶性的有效成分，也就是常見的茶葉或香草茶。除了作為茶類飲用，也可以用來保養肌膚或是泡澡。依據植物的種類，可使用植物的花瓣、葉子等地上部，或是根部等部位製成草本茶。進行植物療法時，建議飲用溫熱或常溫溫度的草本茶。

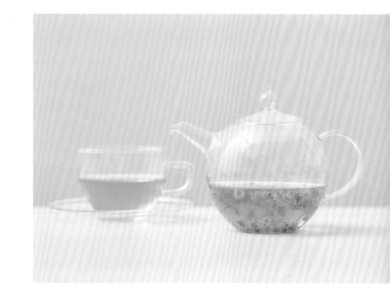

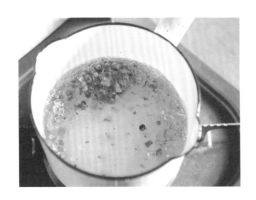

酊劑

Teinturemère

酊劑是利用酒精萃取植物成分製作而成，可有效萃取出水溶性和油溶性兩種成分。可加水稀釋飲用或漱口，或是用蒸餾水稀釋後製成化妝水，提供外用使用。由於是以酒精製成，未成年、孕婦、哺乳者，對酒精過敏者不宜使用。

【製作方法】

將香藥草放入瓶中，再倒入酒精，浸泡至所有香藥草的高度。蓋上蓋子搖勻，擺放在陰涼處存放3個星期。每天搖動瓶子一次，再過濾香藥草，將酊劑倒入遮光瓶中保存。作為酊劑的基底材料，其萃取的成分會依酒精的濃度或種類而不同，並且分為適合口服或外用的種類，在每次製作時都要仔細確認。

草本茶之煎熬法

Tisane / Décoction

如果用浸泡的方式難以萃取香藥草的有效成分，可改用煎熬的方法，這適用在植物根部、樹皮、種子、果實等較堅硬的部位。一天飲用2至3杯，會感受到較明顯的功效。煎熬法基本上還是建議當天喝完，但如果放入冰箱冷藏，可以存放2至3天。

【製作方法】

以250ml的水與一湯匙的香藥草為基準，將水與香藥草放入鍋中，開火煎熬。煎熬至沸騰後轉小火，保持沸騰狀態繼續煮2分鐘。關火後蓋上蓋子，靜置5到10分鐘後過濾香藥草，某些種類的香藥草可能需要30分鐘的煎熬時間。

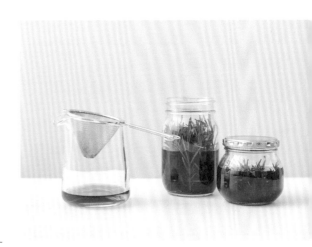

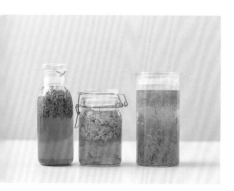

浸漬法
香藥草醋／浸漬油

Macèration

將香藥草泡在醋或植物油中，來溶出有效成分的方式，稱為浸漬法。浸漬油除了塗抹於肌膚用途，也是用來製成乳液或隔離霜的基底材料。跟酊劑相比，香藥草醋萃取的成分雖然較少，但對於酒精過敏的人而言也能使用，還可以稀釋飲用或當成泡澡劑。

【製作方法】

香藥草醋：將香藥草浸泡在蘋果醋，或是穀物醋、紅酒醋等醋中，存放在陰涼處放置15天。過濾香藥草，將香藥草醋倒入經煮沸消毒的瓶子裡，存放於陰涼處。
浸漬油：使用不易氧化的植物油，分為隔水加熱2至3小時來抽取有效成分的「溫浸漬法」，以及擺放在日照處2星期以抽取有效成分的「冷浸漬法」。採用冷浸漬法時，需每天搖晃容器一次，過濾香藥草後再將浸漬油移到陰涼處保存。

粉末

Poudre

將乾香藥草磨碎後製成粉末狀，可以加進茶、果汁、果昔等飲料中飲用，也可以填入膠囊中。此外，還有做成貼布的外用用途，以少量的水溶解粉末後，將藥膏狀的粉末貼在患部。

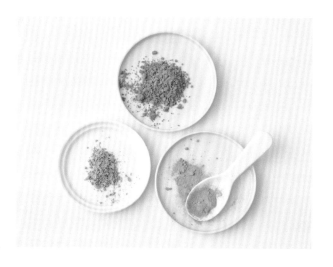

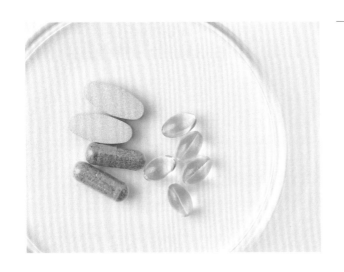

膠囊、錠劑
Gélules, Comprimés

膠囊與錠劑是較易於攝取
的形式，像是將植物的粉
末、濃縮精華、精油、萃
取油等填入膠囊中，或是
將其成分壓縮成一定的
形狀，製成錠劑。在法國
的一般藥局也有販售膠囊
與錠劑，在日本也逐漸普
及。

嫩芽濃縮精華
Macérât de bourgeons

利用水、酒精、甘油的溶液，
僅萃取植物的嫩芽、花苞等部
位製成的濃縮精華，含有植物
在發芽與成長過程所需的礦
物質或植物荷爾蒙等成分，蘊
含嫩芽或花苞所擁有的潛在
能量；可以直接服用或加水
稀釋服用。

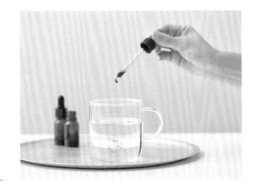

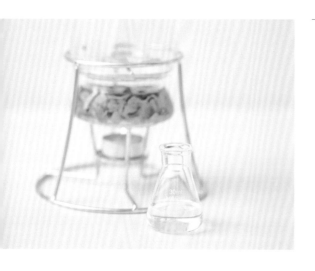

芳香蒸餾水
Hydrolat

從植物萃取精油後所殘留的水溶液,具有芳香性,也是利用蒸餾萃取後的副產物,含有微量的精油成分,帶有溫和的香氣。芳香蒸餾水的特徵是不具強烈刺激性,作用溫和,是提供嬰幼兒使用的第一選擇。此外,芳香蒸餾水不會影響肌膚的原有機能,非常適合肌膚的保養。

精油
Huile essentielle

精油是萃取自植物自身合成時所產生的芳香分子,也是植物面對外在威脅時自我防護所產生的成分,也就是有效成分的原液。由於精油經常能發揮顯著的作用,若能妥善運用,是相當便利的原料。此外,精油的香味有助於刺激大腦的嗅覺神經。

【使用方法的注意事項】
精油有可能會傷及皮膚或身體黏膜,在使用上有幾個須留意的地方。一:不要直接塗抹精油原液。二:充分確認各種精油的性質後再行使用。三:不要用於身體的黏膜組織。四:不得在家中寵物活動的區域使用精油。

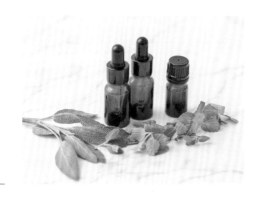

黏土
Argile

除了植物，有時候進行植物療法時，還會運用大自然的物質。黏土是含有黏土礦物的細粒天然土壤材料，蘊含豐富的礦物質。黏土的特徵因產地或種類而異，大多具有優秀的吸附與吸收作用，適用於排毒療法等用途。市面上所販售的黏土通常為粉狀，可加水溶解後製成面膜、貼布、泡澡等用途。

海洋產物
Produits de mer

除了陸地植物，海藻或海水等海洋產物也是植物療法的材料之一。歐洲人沒有食用海藻的習慣，但他們會將海藻用於植物療法，煎煮後再飲用，藉此補充碘；或是加進浴缸中泡澡，治療身體疼痛。法國在海岸城市建造了運用海水或海泥來治療的「海洋水療」（Thalassotherapy）設施，只要有醫師開立的處方，即可納入醫療保險的範圍。

關於飲用

相信很多人聽過「法國的精油能直接飲用」的說法，我也經常收到類似的問題。在法國的藥局或有機產品商店中，常見的「精油」（Huile essentielle）被列為營養補充食品（Complement alimentaire），也就是當成「食品」來販售，大多可以直接飲用。但是，還有販售用於芳香浴等用途的「擴香器專用」精油，這些精油當然不能用來飲用或塗抹。此外，市面上販售的芳香蒸餾水，也分為「食品」與肌膚保養用的「化妝品」兩種，並不是法國製造的精油就一定可以飲用。用途依據商品類型而不同，在法國生活的民眾都會遵照正確的用法。在日本也是一樣，像是列為日常雜貨的精油，以及化妝水用途的芳香蒸餾水，都是不能飲用的種類。

植物與人體的關係

植物的成分會在我們體內產生作用，如果能認識植物的作用機制與身體的結構，就能加深對於植物療法的認知。為了依照當下的身體狀態或症狀並選擇必要的植物，以下會詳細解說身體的結構，這些是我們需要牢記的重要知識。

充分了解身體的結構是選擇植物的捷徑

想要開始進行植物療法時，在先認識香藥草的作用與特性後，下個階段就得充分了解身體的結構。如同在植物療法的定義中所介紹，植物的成分代表藥理效果，植物療法是藉由植物的作用找出身體症狀的根本原因，並協助引導至改善症狀的方向。如果沒有了解身體的結構，便無法掌握身體在某些狀態下，為何會產生失衡的情形。如此一來，要選擇何種植物？或是採取什麼類型的植物療法？往往會讓人摸不著頭緒。

例如：疼痛、泛紅、紅腫等，都是出現於身體外側的主觀症狀，其原因為「發炎反應」；但光是抑制發炎並無法緩解症狀，通常也難以獲得根本性的改善。這時候，就需要選擇最適合的方式，來找出發炎的原因。為了說明發炎的原因，以下會解說關於身體結構的知識，來幫助理解。

要緩解內臟器官的症狀，都可選擇相對應的植物

自律神經系統的失調，是造成身體各種不適症狀的原因。現代人經常有壓力過大而導致身體出現毛病的情形，因此自律神經系統的平衡越來越受重視。雖然能感受到明顯的症狀，但該器官本身沒有異常，例如身體有明顯的疼痛，卻找不出疼痛的原因；有時候會心悸，但心臟並沒有明顯症狀，這時候就有可能是自律神經系統失調所導致。

服用植物後，進入體內的成分並不會轉移至中樞（腦部），但藉由發生於末梢（身

體各部位）的作用，能間接對腦部產生影響，促使自律神經系統運作。想要以這種方式來改善身體毛病時，就得依照發生症狀的部位，來選擇最合適的植物。

　　植物含有豐富的成分，具備多樣化的作用，並對應身體的部位，帶來明顯的變化。選擇最有效的植物，關鍵在於充分了解植物的哪些作用，能更有效對應身體的器官。

　　從下一頁開始會略述身體的結構與運作，以宏觀的視角來辨別身體經常發生的症狀，藉此找出重整身體健康狀態的方式。這時候，針對想要發揮作用的部位，第一時間就能找出最合適的香藥草。相信透過循序漸進的方法，各位會逐漸加深對於植物療法的認識。

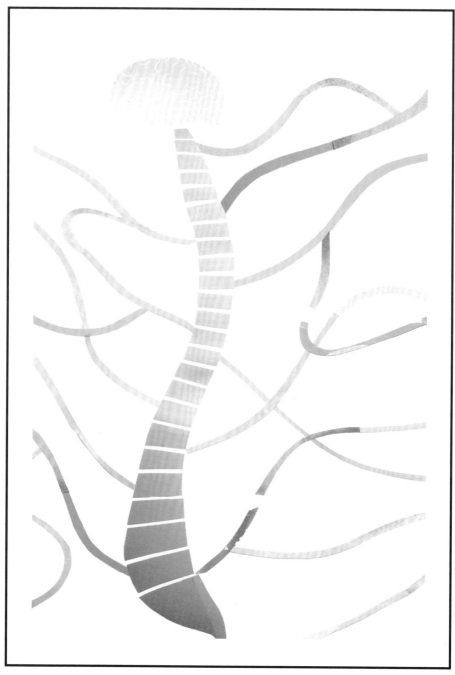

自律神經系統

Systèmes nerveux autonome

　自律神經系統為兩組性質相反的神經總稱，包含在身體活動時優先發布指令的交感神經系統，以及在休息時優先負責修復的副交感神經系統；體內的所有器官都受到這兩組性質相反的神經所控制。自律神經的控制中心位於腦部的下視丘，例如在光線強烈的場所，交感神經會產生作用而收縮瞳孔；來到暗處時，換成副交感神經產生作用來張開瞳孔。當人體接受外在的刺激，無法透過自主意識來控制器官運作的時候，必須藉由自律神經系統的作用來控制，藉由保持體內協調的體內平衡機能，來維持生命活動。

　暫且不論精神狀態不佳的情形，明明內臟器官本身沒有問題，卻依舊會有不適的症狀時，原因可能來自於自律神經系統失調。過度的壓力，往往是造成自律神經系統失調的原因，因此要重新審視生活習慣、壓力狀態與睡眠品質，透過植物的護理以恢復自律神經系統的平衡。

重新檢視的重點

☐ **留意睡眠的品質與疲勞的累積**

早上起床總是感到疲倦的人，要以交感神經為優先，主要選擇溫、燥類型的植物。晚上容易失眠的人，可選擇具有放鬆作用或降火氣的冷類型植物，或是搭配適應原（adaptogens）植物。

☐ **過敏惡化或自體免疫性疾病**

過度的壓力往往造成自律神經失調，導致身體症狀惡化。除了找出紓解壓力的方法之外，還可透過能幫助排毒的植物來保養肝臟與腎臟，改善自律神經失調的情形。

☐ **經期不順、經前症候群、更年期症狀**

荷爾蒙失調症狀也跟自律神經系統息息相關，如果有更年期症狀，要避免性荷爾蒙量驟減，並同時調整自律神經系統。

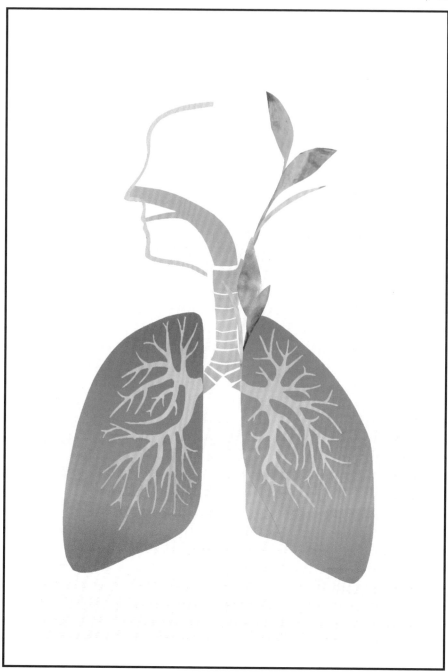

呼吸系統

Voies respiratoires

　呼吸器官的運作原理，是透過鼻子或嘴巴吸氣，讓空氣從外界進入體內，在肺部交換氣體，讓氧氣進入血液，並藉由呼氣排出二氧化碳。呼吸器官也是身體與外界接觸的部位，呼吸道黏膜是預防細菌或病毒等病原菌，或化學物質及異物侵入的屏障，能有效發揮免疫機能。若呼吸道黏膜過於乾燥，免疫機能便無法發揮，容易讓外界物質侵入體內；但即使黏液分泌過多的，依舊會產生不適的症狀。

　此外，呼吸的大小或頻率，是產生良好「氣息」的重要關鍵。交感神經系統在白天會優先發布指令，呼吸自然變淺；到了夜晚，會有意識的調整呼吸，透過深沉且緩慢的呼吸來啟動副交感神經的開關。日常生活中，留意呼吸系統的運作，有助於促進自律神經系統的良好運行。

重新檢視的重點

☐ **感覺呼吸較淺，或是難以呼吸的時候**

由於身體處於緊繃狀態，要選擇能緩解緊張或緊繃的植物。推薦使用香氣強烈的藥用鼠尾草、牛至、辣薄荷，並要下意識的做出深沉呼吸。

☐ **患有過敏性鼻炎、氣喘、流鼻水或鼻塞的時候**

有可能是副交感神經功能亢進，要使用溫、燥類型的植物，以提高交感神經的作用，有助於抑制過多的分泌物。

☐ **喉嚨乾燥，經常感覺乾癢的時候**

呼吸道黏膜乾燥的話，容易引發發炎或感染。喉嚨容易乾燥的人，建議使用混合濕性質的甘草、錦葵花、藥蜀葵等植物的處方。

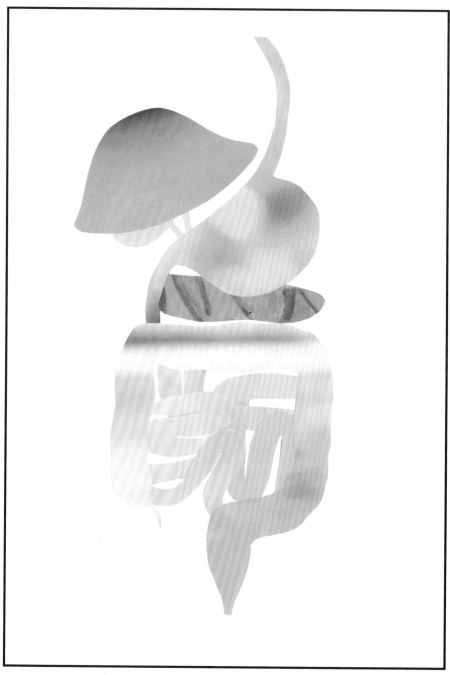

消化系統

Système digestif

　　人類從植物獲取養分以維持生命，為了獲得養分，首先需要經過消化的過程。消化是透過各種消化酵素來分解養分，以利體內吸收。如果消化不良，無論攝取何種食物，都會有營養不良的情形，難以維持身體的健康。自律神經控制著消化系統的運作，因此消化系統是容易受到壓力影響的器官。胃酸分泌過剩，或是守護胃部黏膜的防衛機制不佳，是造成胃潰瘍的原因。此外，像是腸躁症候群、潰瘍性結腸炎、克隆氏症等疾病，也與壓力息息相關。因此，除了要留意壓力所造成的身體負擔，也要減少日常飲食生活對於消化系統造成的負擔，記得每天都要隨時檢視。為了打造健康的身心，即使是沒有疾病的族群，也要隨時留意消化系統的運作狀態。

重新檢視的重點

☐ **暴飲暴食，砂糖與乳製品攝取過量的時候**

晚餐吃太多，或是用餐時間太晚的時候，會造成消化道或肝臟的負擔。此外，砂糖、乳製品、酒、咖啡因等攝取過量，也會造成肝臟的負擔。

☐ **吃太快，或是用餐不專心等情形成為習慣時**

慢慢咀嚼食物，可刺激唾液或其他的消化液分泌。飲食期間攝取過多的水分會稀釋消化液，阻礙消化的過程；飯後也要避免大量攝取咖啡因。

☐ **慢性便祕的時候**

膽汁分泌不足，或是排入腸道的膽汁酸不足，會造成便祕的情形。平常要多加保養肝臟，同時攝取含有豐富植物纖維的植物，藉此調整腸道菌叢。

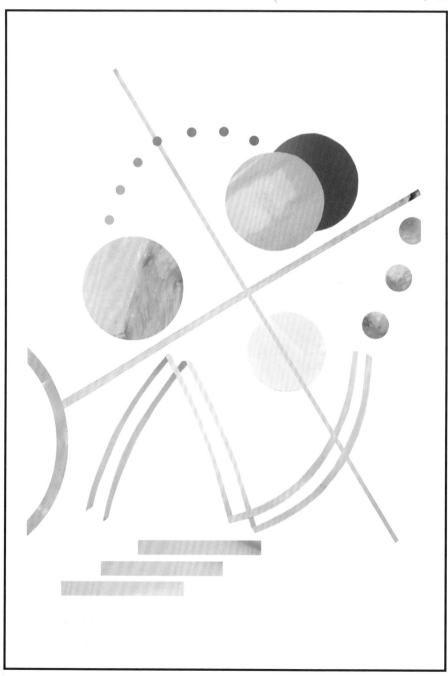

內分泌、代謝系統

Système endocrinien

　　進行荷爾蒙分泌的分泌腺和器官，統稱為內分泌
系統。荷爾蒙是在體內各器官之間傳遞訊息的分泌
型化學物質，發布指令的中心是位於下視丘的腦下
垂體。荷爾蒙含有各式各樣的物質，其作用也相當
多元化，例如與代謝葡萄糖、蛋白質、脂肪相關的
胰島素，與全身代謝機能相關的甲狀腺荷爾蒙，以
及調整血液中鈣離子濃度的副甲狀腺荷爾蒙等。此
外，肝臟是主宰代謝的器官之一，透過肝臟合成的
膽固醇，是荷爾蒙和膽汁主要有機成分膽汁酸的原
料，也是構成細胞膜的重要物質。尿酸為蛋白質的
代謝產物，會在肝臟合成後隨著尿液排出，若荷爾
蒙分泌異常（過剩或不足），代表該內臟器官異常，
是引發各種疾病的原因。特別是與胰島素有關的血
糖值、膽固醇值、尿酸值的異常，有高度發展成慢
性病的可能性，需定期檢視與確認。

重新檢視的重點

☐ 高血糖

為了降低血糖值，胰島素會過度分泌，狀態持續會讓胰島素失去功能。可以使用抑制血糖值上升的藍莓葉，或是預防胰島素功能降低的橄欖葉等植物。

☐ 高膽固醇

低密度脂蛋白（LDL，即壞膽固醇）過量、增加會造成血管壁的損傷，導致血管堵塞、動脈硬化，進而引發心肌梗塞或狹心症。除了要重新檢視飲食習慣之外，可參考第62頁介紹的處方來保養肝臟。

☐ 高尿酸

經常外食攝取高卡路里食物的人，尿酸值往往偏高，除了重新檢視飲食習慣之外，還要攝取充足的水分。可參考第62頁介紹的處方，選擇能保養肝臟或腎臟的植物。

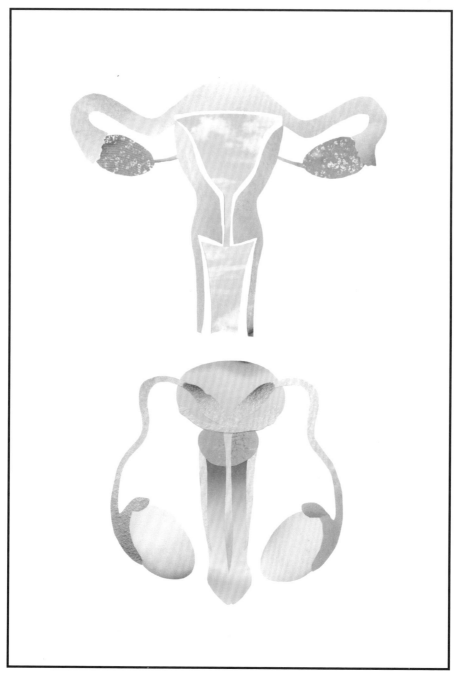

性荷爾蒙

Hormones génitales

　　女性荷爾蒙分為雌激素和孕激素兩種，分泌量依據每月的月經週期而變化。自律神經的作用會調節女性荷爾蒙的分泌，每個年齡層的荷爾蒙分泌也會有所變化。當自律神經開始失調、精神狀態變得不穩定，或是有潮熱等症狀時，代表處於停經前後的更年期，大多數的女性都會經歷這樣的變化。

　　睪固酮則是代表性的男性荷爾蒙，是腎上腺皮質所分泌的荷爾蒙，是產生性慾與從事性行為的必須荷爾蒙，也與肌肉發達、維持精力息息相關。隨著年邁或壓力的累積，造成睪固酮分泌降低時，會導致性慾減退、出現性功能障礙、自律神經失調、心理不安、失眠、煩躁等症狀。近年來，世人才慢慢了解到男性也會遇到更年期障礙的情形。

重新檢視的重點

☐ **生理上的煩惱**

　　首先要調整自律神經系統、排毒並調養體質，可多加運用能產生女性荷爾蒙作用的植物。由於性荷爾蒙會隨著年齡或環境而變化，所以要時常呵護和檢視身心，並定期接受健康診斷。

☐ **女性更年期的煩惱**

　　除了利用能產生女性荷爾蒙作用的植物之外，還要留意容易受荷爾蒙平衡變化所影響的自律神經系統。植物，有助於控制隨著壓力或年齡增長，所造成的荷爾蒙平衡變化。

☐ **男性焦躁不安與更年期的煩惱**

　　為了防止男性荷爾蒙分泌低下，須採取有效紓解壓力的方法。可選擇適應原植物或保養腎臟的植物，有些植物也有助於促進男性性功能活躍，不妨多加利用。

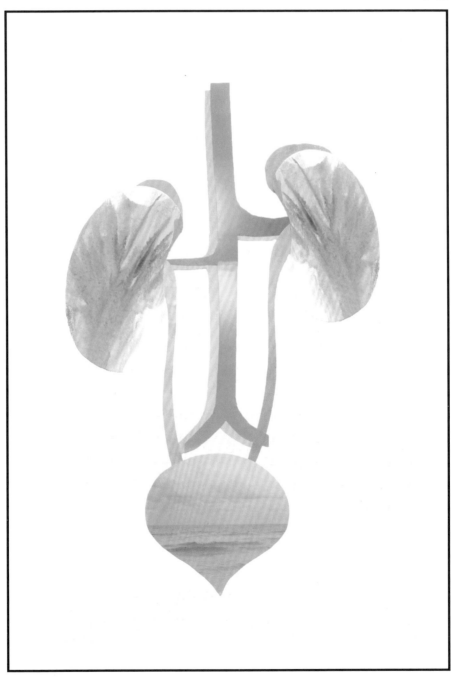

泌尿系統（腎臟、膀胱）

Voie urinaire

　　泌尿系統主要由腎臟、輸尿管、尿道、膀胱所組成，負責過濾與篩選從血液裡排出的老舊代謝物等廢棄物質，並將這些物質排出體外。腎臟負責過濾血液的雜質，讓尿液產生，多餘的廢棄物會從尿液排出，血液則再吸收必需的物質。腎臟除了生產尿液之外，還有各種作用，在日常生活中保養身心時，腎臟也是十分重要的器官，在第2章會有更詳盡的解說。

　　筆者在現場施行植物療法時，許多人會提出與泌尿系統相關的煩惱或問題，特別是女性族群，很多人都有膀胱炎的困擾。細菌或大腸桿菌是造成膀胱炎的原凶，自律神經系統的失調或手腳冰冷也是原因之一。男性隨著年齡的增長，容易遇到頻尿、攝護腺肥大症等尿道相關症狀。在法國有極大比例的中年男性，會選擇以植物療法來改善攝護腺肥大症等症狀。

重新檢視的重點

☐ 容易復發的膀胱炎

除了使用具抗菌或利尿作用的植物之外，別忘記重新檢視自身根本體質，搭配能改善手腳冰冷與調整自律神經系統平衡的方法。如果罹患膀胱炎，務必前往就醫。

☐ 男性頻尿等尿道相關煩惱

許多男性都會罹患攝護腺肥大症等尿道症狀，可透過植物療法來保養。某些植物同時有助於增進精力，是具有效果的選擇。

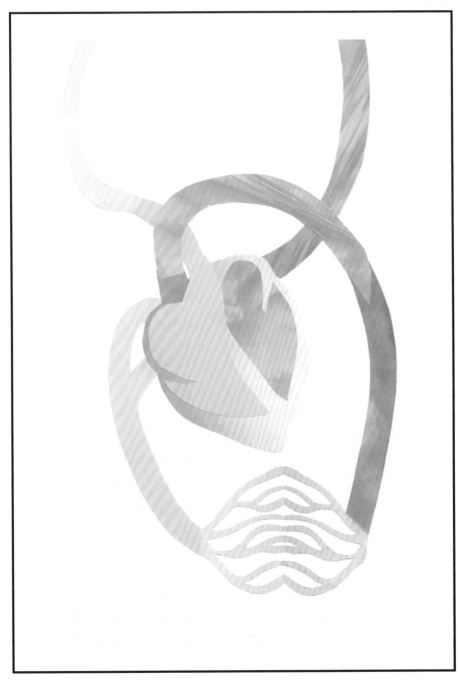

血液循環

Système circulatoire

　　血液負責將氧氣、養分、荷爾蒙等運送到全身組織，或是將代謝掉的廢棄物質運送到腎臟等排泄器官。如果血液循環不良，不僅無法將必要物質運送至體內組織，還會讓老舊代謝物囤積在體內。一旦累積過多的廢棄物質或毒素時，血液會變得黏稠混濁，進而導致血液淤積不順的惡性循環。此外，如果長期處於高血壓的狀態，會傷及血管，血液的流動也會惡化。壓力會造成交感神經持續處於亢進狀態，攝取過量鹽分（鈉）也會讓血液中的水分增加，還有自然的老化現象會讓血管變硬等，都是導致血壓上升的原因。因此，除了要讓血液流動順暢，還要保持血管的彈性。血液循環不良與日常生活不協調有關，除了定期做血液檢查，還要記得透過植物療法做全面性的保養，並留意自律神經系統的健康。

重新檢視的重點

□ **遲遲無法改善的手腳冰冷症狀**

　　除了檢視營養狀態，還要透過溫性質的植物來促進身體溫暖，或是加強冷、燥性質的血液流動作用。此外，山楂具有強化心臟功能的作用。

□ **高血壓、低血壓**

　　若是沒有罹患重大疾病的高血壓族群，可以保養肝臟與腎臟，避免毒素累積。若有低血壓症狀者，可以選擇光果甘草、迷迭香等具活化交感神經作用的植物。

□ **抽菸或飲酒習慣者**

　　除了著重排毒，還要戒掉這些習慣，在不依賴抽菸或喝酒的情形下同樣保持良好的身心狀態。平日加強照護自律神經系統，並運用適應原植物，鍛鍊具抗壓力的強健身心。

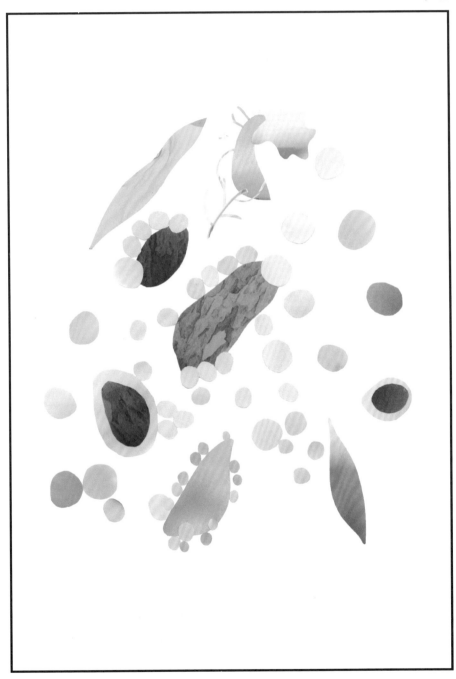

免疫系統

Systémes immunitaires

免疫系統是防止外來物質入侵，保護身體的機制。身體會自動分辨入侵者是「自體」或「異體」，免疫系統便具備排除非我抗原（細菌、病毒或花粉、蜱蟎屍體等過敏原異物）的作用。免疫系統由淋巴細胞、白血球細胞、特化細胞和抗體所組成，各個免疫細胞會相互協調運作。免疫功能降低的原因包括營養不良、壓力、睡眠不足等自律神經系統失調。若免疫功能降低，容易罹患疾病；反之，花粉或過敏性鼻炎等症狀，是免疫功能過度反應導致的狀態。免疫功能失調導致過度作用，所產生的疾病還包括自體免疫性疾病。自體免疫性疾病是原本用來防禦身體的機能錯亂後，反過來傷害自體組織的情形。

重新檢視的重點

□ **過敏體質**

攝取過量醣類或腸道環境失調，或是自律神經系統失調造成副交感神經亢進，特別是黏液體質的人（參考下頁），免疫系統容易失調，建議使用溫、燥類型的植物。

□ **自體免疫性疾病**

遇到這種狀況，適合選擇具抑制發炎作用的植物，但不可使用紫錐花等具活化免疫功能的植物。請事先確認使用植物的禁忌與注意事項。

人體與植物都有其性質

LES TEMPÉRAMENTS DES HUMAINS ET DES PLANTES

接下來要學習認識各類植物的特徵,如同內臟器官與植物的關聯性,人的體質與植物也有相對應的契合度,要依據自身的身體特性與目的,來選擇最合適的植物。

辨識人體的四大性質,選擇能取得平衡的植物

提到歐洲的傳統療法領域,最知名的是由「醫學之父」希波克拉底所提倡,基於四元素與四體液學說所列出的性質分類。所謂的四元素,是世界的物質皆由火、風、水、土四種元素所組成。四體液學說的概念,為人體是由血液、黏液、黃膽汁和黑膽汁四種體液組成,四種體液若失去平衡,就有可能會引發疾病。從現代醫學的角度來分析,雖然四元素與四體液學說多少有謬誤之處,但要了解植物作用的顯現方式和人類的基本體質時,依舊有參考價值。

根據四元素與四體液學說的理論,火具備溫、燥的性質,對應體液中的膽汁,屬於此性質的人為膽汁體質。風具備溫、濕性質,對應的體液為血液,屬於此性質的人為多血體質。水具備冷、濕的性質,對應的體液為黏液,屬於此性質的人為黏液體質。土具備冷、燥的性質,對應的體液為黑膽汁,屬於此性質的人為神經體質。有些人的體質偏向單一性質,也有些人具有多種性質。

植物也對應了四元素,分為四種性質。如果要保持人體的健康狀態,基本條件是維持所有要素的平衡,因此要針對不足的性質,選擇相對應的植物,或是具互補性質的植物,來補足身體的平衡。接下來要介紹辨識身體性質的重點,以及四種性質的代表性植物;再來會先介紹植物的四種性質,根據使用目的與藥效,解說十二種類型的香藥草。

透過以下內容,可思考檢視的性質、想要重整的症狀、想讓香藥草發揮功效的部位(內臟器官)等,相信就能找出目前所需的植物。此外,屬於相同分類的植物由於具有相近的作用,在接下來要介紹的處方中,也可以選用具替代性的香藥草。

四元素與四體液學說

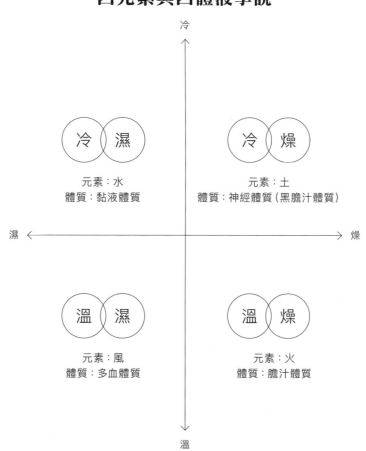

人體的四種性質

首先要根據氣質與身體狀態，確認自己所屬的性質，
便可找出能彌補不足的植物。

元素：水
體質：黏液體質

氣質：個性溫柔擅長忍耐，具協調性；但優柔寡斷，有時候容易處於被動狀態，或是變得懶散。

身體狀況：體內容易囤積水分造成水腫，或是免疫系統失衡引發感染。容易有過敏體質、黏膜炎、甲狀腺機能低下症、疝氣等症狀。

元素：土
體質：神經體質

氣質：個性一絲不苟，擅長整理與分類，大多屬於文靜，思路清晰的類型。不過，經常處於不安或是會過度擔心，陷入悲觀的負面情緒。

身體狀況：容易有起因於神經系統的憂鬱情緒、疼痛（肌肉痛、神經痛、頭痛）等症狀。

元素：風
體質：多血體質

氣質：個性活潑開朗，喜好參加社交聚會；但有時候情緒起伏較大。

身體狀況：容易有發炎、化膿、淤血等症狀，女性經常會有月經血量過多或不正常出血的煩惱。要注意暴飲暴食所引發的糖尿病、高脂血症、高血壓等心血管類疾病。

元素：火
體質：膽汁體質

氣質：精力充沛又果斷，不會依賴他人，具有領袖氣息且才華出眾，工作能力強；但以自我為中心，急性子且頑固。

身體狀況：容易讓肝臟造成負擔，導致眼睛出毛病。此外，交感神經容易持續處於亢進的狀態，連帶造成睡眠障礙或高血壓症狀，也容易有便祕的情形。

冷

濕 ←───────────────→ 燥

溫

植物的四種性質

攝取能補足自身體質或症狀性質的植物、
食物，就能增進身心的平衡。

冷

〔代表性植物〕

錦葵花、冰島苔蘚、
藥蜀葵、三色堇、
對葉車前、紫花地丁的
花朵與葉子

⋮

etc.

〔代表性植物〕

龍芽草、斗篷草、紅葡萄葉、
山楂、帚石楠、黑醋栗葉、
黑醋栗果實、覆盆子葉、洛神花

⋮

etc.

濕 ← ——————————————————— → 燥

〔代表性植物〕

亞麻仁、紫花苜蓿、
光果甘草等
（植物油、椰棗、無花果、堅果類等）

⋮

etc.

〔代表性植物〕

歐白芷的根、葉子和種子、
八角、茴香、辣薄荷、
菜薊、水飛薊、
歐刺柏、香蜂花等

⋮

etc.

溫

依據作用、特徵區分 的香藥草類別

混合香藥草進行植物療法時，要根據目的來搭配具最佳作用的植物。先思考想讓植物發揮作用的身體部位，以及身心重整後的重點要放在何處，再搭配各種對應的香藥草，即可展現最佳效果。

CAUTION

⚠ 有關於各類香藥草的注意事項與使用禁忌，請務必閱讀書後的「香藥草事典」。

何謂香藥草的類別

先以上一頁介紹的性質為前提，再根據使用目的、藥效（能發揮功效的內臟器官）、東洋醫學觀點等，將植物分為12種類別。由於植物的作用相當多樣化，所以有些植物會同時歸屬在數個類別裡。此外，如果無法購買到本書所列處方中的香藥草，也可以選擇同類別中的其他植物來替代。

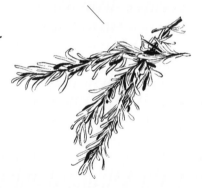

| 迷迭香 |

具有顯著的抗氧化作用，以及優異的抗菌、抗真菌作用，用途廣泛。能改善食慾不振、腹部膨脹感，並促進消化液的分泌。

| 茴芹的種子 |

能促進消化，適用於脹氣、胃酸分泌不足、消化不良、噁心想吐、腹部絞痛等症狀，特徵在於淡淡的香氣與甜味。

GROUPEMENT |

肝功能、消化功能

此類別的香藥草大多為溫、燥性質，能溫暖身體，釋放、降低消化功能的多餘水分。許多植物具芳香性，散發獨特香氣，無論是何種組合皆易於混合使用。

【此類別的植物】

明目草＊對肝功能產生作用 / 菜薊 / 龍芽草※收斂作用 / 歐白芷的根、種子 / 貓薄荷 / 千屈菜 / 牛至 / 橙皮 / 小豆蔻 / 小翅風車子 / 芫荽的種子 / 肉桂 / 德國洋甘菊 / 薑 / 鋪地百里香 / 八角 / 薑黃 / 菊苣根※對腸產生作用 / 羅勒 / 辣薄荷 / 茴香 / 墨角蘭 / 香蜂花 / 歐蓍草 / 艾草 / 檸檬百里香 / 光果甘草

解毒、排出

此類別的香藥草可幫助排出體內的多餘物質或解毒，淨化血液。有助於排毒相關的處方調配，改善皮膚疾病、發炎等症狀。

【此類別的植物】

菜薊／金盞花／金黃洋甘菊／一枝黃花／蒲公英根／山螞蝗＊對肝臟產生作用／長葉車前／山柳菊／水飛薊的種子與地上部

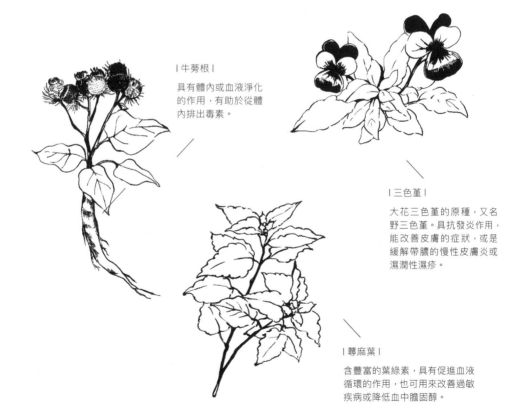

| 牛蒡根 |
具有體內或血液淨化的作用，有助於從體內排出毒素。

| 三色堇 |
大花三色堇的原種，又名野三色堇。具抗發炎作用，能改善皮膚的症狀，或是緩解帶膿的慢性皮膚炎或濕潤性濕疹。

| 蕁麻葉 |
含豐富的葉綠素，具有促進血液循環的作用，也可用來改善過敏疾病或降低血中膽固醇。

預防慢性病與老化

這一類的植物具有抗氧化作用，能保持血管的彈性，並維持血壓、血糖值、血脂的正常；平常可多加攝取，以遠離慢性病。

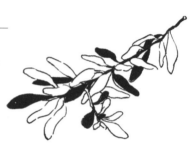

【此類別的植物】

銀杏葉／金黃洋甘菊／薑黃／洛神花／藍莓葉／山楂葉／桑樹／檸檬皮／玫瑰果／貓鬍草

| 橄欖葉 |

使用嫩葉沖泡草本茶，具有血管舒張與降血壓的作用。橄欖葉也有抗菌與抗病毒作用，又稱為天然的抗生素。

改善血液循環

選擇能消除瘀血與水腫的冷、燥性質植物，讓血液流通更加順暢；有些溫、燥性質的植物，可以改善末梢血液循環與細胞組織之間的物質交換功能。

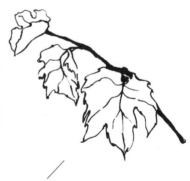

【此類別的植物】

銀杏葉／金黃洋甘菊／胡桃葉／崩大碗／小蔓長春花／紫花風鈴木／北美金縷梅／檸檬皮／薺菜

| 紅葡萄葉 |

含有豐富的抗氧化物質，強化靜脈並改善血液循環，也用來消除水腫。紅葡萄葉也具有優異的收斂性，可以抑制出血的情形。

改善睡眠與鎮靜作用

能改善神經系統失調相關症狀，幫助入睡以提升睡眠品質，或改善自律神經失調造成的身心症狀（腸胃症狀、心悸、夜間盜汗、耳鳴等），以及焦慮、不安等精神症狀。

【此類別的植物】

香豬殃殃 / 橙花 / 德國洋甘菊 / 貫葉連翹 / 短舌匹菊 / 香蜂花 / 薰衣草 / 椴樹花 / 檸檬馬鞭草 / 玫瑰花苞 / 百脈根

| 纈草 |

對於神經性的睡眠障礙特別有效，也可用來舒緩不安或緊張情緒，但服用後會帶有睡意，要多加留意。纈草具有強烈的味道，能發揮鎮靜作用。

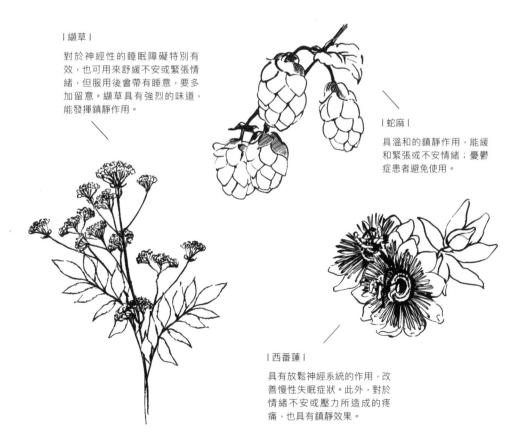

| 蛇麻 |

具溫和的鎮靜作用，能緩和緊張或不安情緒；憂鬱症患者避免使用。

| 西番蓮 |

具有放鬆神經系統的作用，改善慢性失眠症狀。此外，對於情緒不安或壓力所造成的疼痛，也具有鎮靜效果。

抗菌、抗病毒作用等

這類植物能發揮抗菌、抗病毒、抗感染作用,也適用於呼吸系統、消化系統、泌尿系統的感染。它們大多含有精油成分,無論是製成精油或草本茶,都是改善感冒症狀不可或缺的植物。

【此類別的植物】

明目草 / 赤松芽 / 松果菊的葉子與根 / 接骨木花 / 八角 / 茴香 / 黑莓葉 / 毛蕊花 / 尤加利 / 月桂葉

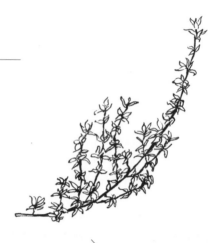

| 百里香 |

無論是內服或外用皆具優異的抗菌作用,能提升對於感冒、流感、腸胃炎等感染的抵抗力,也可舒緩感冒咳嗽或支氣管炎等症狀。

關節等部位的陣痛與抗發炎作用

具有緩和發炎與疼痛的作用,除了發揮鎮痛作用,還能防止水分囤積,幫助排出誘發發炎的物質;許多植物也有助於舒緩類風濕性關節炎的症狀。

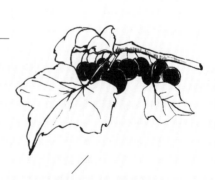

| 黑醋栗葉 |

能維持體內水分的平衡,幫助淨化體內,還可提升肌肉與關節的機能,也適用於類風濕性關節炎、痛風等症狀。

【此類別的植物】

問荊 / 白柳樹皮與葉子 / 歐洲白蠟樹 / 薑黃 / 魔鬼爪 / 樺樹葉 / 旋果蚊子草

女性特有症狀的護理

這類植物具調節女性荷爾蒙或月經週期等子宮相關的作用，除了調整荷爾蒙的平衡，遇到生理痛或經期不順等生理期相關症狀時，也可多加使用。

【此類別的植物】
歐白芷根 / 藥用鼠尾草 / 聖潔莓 / 黑升麻 / 蛇麻 / 艾草 / 覆盆子葉 / 斗篷草

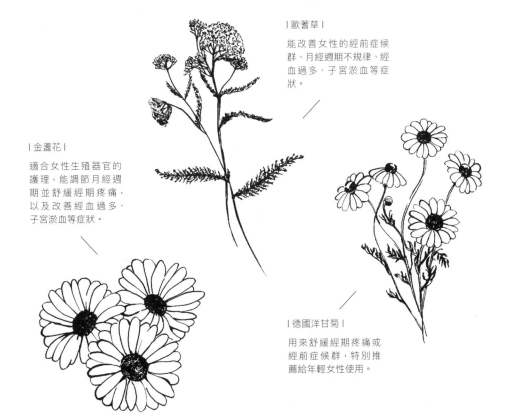

| 歐蓍草 |

能改善女性的經前症候群、月經週期不規律、經血過多、子宮淤血等症狀。

| 金盞花 |

適合女性生殖器官的護理，能調節月經週期並舒緩經期疼痛，以及改善經血過多、子宮淤血等症狀。

| 德國洋甘菊 |

用來舒緩經期疼痛或經前症候群，特別推薦給年輕女性使用。

強身作用與適應原植物

這類別的植物具有適應原作用、強身作用與刺激作用，大多有刺激免疫機能或荷爾蒙分泌作用，能消除壓力，提升記憶力與專注力，以及身體機能。想要重整虛弱的體質時，也可多加利用，打造良好的健康基礎。

【此類別的植物】

牛至 / 崩大碗 / 刺五加 / 高麗人蔘 / 蕁麻根與葉子 / 光果甘草 / 迷迭香 / 靈芝 / 枸杞

| 紅景天 |

多生在標高較高的砂質草地、河灘砂礫地及石縫中，是外觀狀似玫瑰的多年草本植物。紅景天有助提升抗壓力，消除身體與精神疲勞所造成的壓力，讓心情為之振奮。

| 刺五加 |

具有適應原作用，能提高對於壓力的適應能力，身心疲勞或專注力降低的時候，可以多加使用。

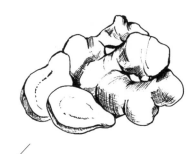

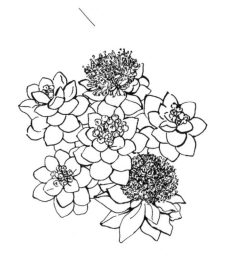

| 薑 |

具有優異的刺激與活絡身體作用，能刺激心臟與血液循環，幫助恢復活力，還能促進消化功能，維持全身的健康。

泌尿系統的護理

這類的植物能對腎臟或膀胱產生作用，主要為利尿作用；某些植物也具有抗菌與抗感染作用，有水腫或膀胱炎的困擾時可以使用。此外，可促使發炎物質從腎臟排出，得以舒緩疼痛或發炎。

【此類別的植物】
熊果 / 柳蘭 / 貓鬚草 / 杜松子 / 蕁麻根 / 樺樹葉 / 山柳菊

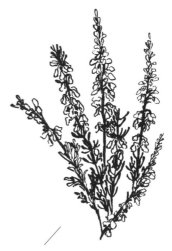

| 帚石楠 |
具抗菌、利尿、尿道消毒作用，能緩解尿道炎或膀胱炎等泌尿系統的感染，或是預防結石。

緩瀉作用

便祕的時候使用這類植物，可刺激腸道，促進蠕動讓排便更為順暢。由於刺激性較強，得在必須之時才能使用，且不可連續使用。若能搭配含豐富黏液質類別的香藥草，可緩和刺激性。

【此類別的植物】
藥鼠李 / 歐鼠李

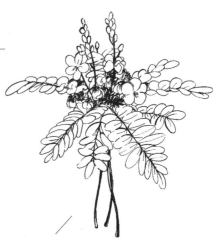

| 番瀉 |
具刺激腸道以淨化腸內的強力作用，由於功效強烈，有可能會導致大腸的肌肉萎縮，不可連續使用超過8至10天。

GROUPEMENT 12

含豐富的黏液質

這類植物能滋潤消化器或呼吸器黏膜，具有舒緩發炎的作用，對應喉嚨發炎、便祕等症狀。由於具備冷、濕的性質，可適度混合來緩和用來溫、燥植物的作用。

【此類別的植物】
藥蜀葵根 / 對葉車前

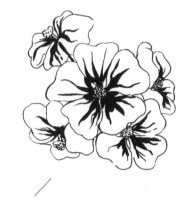

| 錦葵花 |

有助於保護黏液或皮膚，或是修復受損的組織。除了能對應消化系統發炎，也具有化痰作用，或是改善帶有喉嚨痛的呼吸系統症狀。

GROUPEMENT 13

增加美觀

像是外形可愛的果實或顏色鮮豔的花瓣等，在混合、調製時可適量添加這類型的植物，增添整體的美觀性；可依據喜好的氛圍來搭配。

【此類別的植物】
金盞花 / 八角 / 洛神花 / 玫瑰花苞

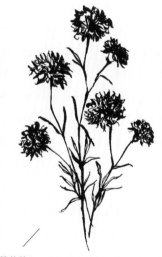

| 藍芙蓉 |

又名矢車菊，是有著深沉美麗藍色的香藥草，含有豐富的花色素苷及黃酮類化合物。

增添風味

有些植物帶有強烈的苦味或澀味，讓人感到難以下嚥，這時候可以添加具有甜味、酸味或清涼感的植物，飲用時更易於入口。

【此類別的植物】

洛神花 / 光果甘草 / 玫瑰果 / 迷迭香

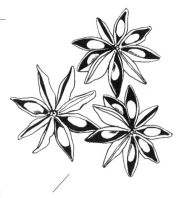

| 八角 |

可作為藥材和香料，散發獨特的香甜味，能增添東方風味。八角的主要作用為化痰、幫助排氣、健胃。

將目的設定為一種，是調製香藥草的訣竅

在混合、調製香藥草的時候，首先要將目的設定為一種，確立目的後才能突顯混合的作用，並提高調製的效果。先從與調製目的相關的植物類別中，挑選出2至3種植物，再搭配具有補助作用的植物後，即可擴大植物效用的範圍。多加留意具備溫、冷、燥、濕的植物性質，也是不錯的方式，接著試著添加1至3種能增添風味或美觀性的植物，最好能將全部的植物控制在5至10種。如果設定多種目的來混合、調製其他類別的植物時，會讓效果偏移，由於植物本身具有多樣化的作用，若能將重心放在改善單一部位，結果將有助於促進整體體質的改善。幾乎沒有哪個特定的植物完全無法混合，只要事先決定使用目的，香藥草效用不會大打折扣，可安心調製。

調整身體的日常處方
- 排毒 -

首先要把重點放在植物療法的解毒與排出上，
也就是從排毒的成效高低來著手。
正因為對身體的健康狀況沒有疑慮與不安，
所以才需要利用植物定期保養，這樣才能達到
未病先防、防患於未然的效果。

La detox

處方的判讀與使用方法

○ 以比例來標示香藥草的混合占比。

○ 推薦採用煎熬法，若時間不夠可以採用浸泡法，但浸泡時
　間要延長到15分鐘左右。

○ 許多香藥草都具有利尿作用，建議在晚上7點以前飲用。如
　果是適合在睡前飲用的處方，會特別註明減少份量。

○ 建議在用餐以外的時段飲用草本茶。

○ 建議飲用溫熱的草本茶；在夏天等高溫季節時，也可飲用
　常溫或冷的草本茶。

○ 本書處方所列出的各類植物，有關其使用上的注意事項與
　禁忌，可參考第229頁起的「香藥草事典」。

負責解毒與排出廢物的內臟器官，
是日常保養的關鍵

LES ORGANES ÉMONCTOIRES

提到排毒，腦海中會先浮現出哪些關鍵字呢？是大量出汗來逼出毒素？還是促進排便順暢？○○淨化法也是耳熟能詳的排毒相關名詞。世界上有著各式各樣的排毒方法，假設體內血液循環不好或水分代謝效率不佳，會連帶影響身體的機能運作。像是疼痛、紅腫、皮膚病、慢性過敏症狀或疲勞等症狀，都有可能與內臟排毒及排出機能停滯有關，將毒素或老舊代謝物順利排出體外後，身體才能充分利用你所攝取的營養或成分。

內臟是負責解毒與排出廢物的重要器官，植物療法著重於全面的保養，目的是讓內臟充分發揮應有的功能。調理重點在於「肝臟、腎臟、腸、肺、皮膚」五大內臟器官，透過植物療法的排毒方法，促使這些器官順暢運行。植物療法的排毒原理，當然不是藉由強大外力硬逼出廢物，而是透過植物的複合性藥理作用，進行溫和且全面性的保養，以消除體內廢物淤積的現象。

在季節交替之際，或是身體感覺特別累、疲勞累積的時候，請務必定期做全面性的保養。即使是身體平常沒有感到任何不舒服的人，也能有效預防不適症狀。本章要詳細解說身體的五大內臟器官，「當下的不適症狀，也許就是起因於某個內臟」，若能了解內臟與不適症狀的關聯性，就能加深對於植物的認識。

|

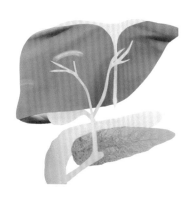

Le foie

肝臟

肝臟的作用為①代謝與儲存營養。②解毒與分解有害物質。③合成構成血液的蛋白質。④代謝脂質。解毒與分解後的物質,會隨著尿液或肝臟生成的膽汁排出,在進行植物療法時,若肝臟的解毒功能不足,容易讓「黏稠物質」囤積,血液也會變得黏稠,容易發生血流淤積(瘀血)或堵塞(動脈硬化)等症狀。東洋醫學主張「肝主疏泄」,肝臟負責疏理全身氣、血、津液的流通與宣泄,以穩定精神。這不僅是現代所公認的肝臟作用,肝臟也是調節自律神經作用的重要部位。

利用植物來保養後...

- · 消化功能
- · 營養代謝功能
- · 解毒功能
- · 血脂正常化
  (膽固醇、中性脂肪)
- · 心智平衡
- · 女性荷爾蒙平衡
- · 貧血

可改善以上症狀。

2

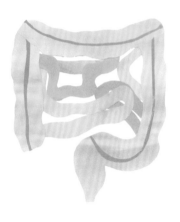

Les intestins

腸

小腸是吸收營養的內臟，大腸則是從食物的殘渣吸收剩餘的水分後，將殘渣轉為糞便排出。如果大腸吸收水分的功效不佳，會引發便祕或腹瀉等症狀。此外，小腸裡頭的迴腸與大腸中，具有名為派亞氏淋巴叢的腸相關淋巴組織，主要分布著密集的免疫細胞，被稱為幸福物質的血清素也是於此生成，由此可見血清素與消化道的作用息息相關。從東洋醫學的觀點來看，小腸對應人體的心臟，大腸對應肺，肺與皮膚息息相關。大腸的運作惡化時，也會導致皮膚膚況或過敏症狀的惡化。植物療法的排毒，主要是用來維持大腸的健康。

利用植物來保養後...

- 促進體內的血清素穩定
- 改善腸內環境，排便變得順暢
- 幫助排出老舊代謝物，血液不會淤積
- 血液更為乾淨

可改善以上症狀。

3
—

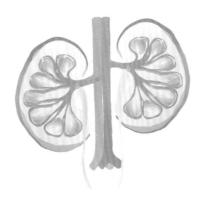

Les reins

腎臟

腎臟的主要功能為①過濾血液中的雜質，產生尿液並排出。其他還有②調節礦物質含量，促進礦物質的平衡。③製造用來產生血液的荷爾蒙。從植物療法的觀點來看，從腎臟所排出的毒素不夠充分，會產生刺痛感物質，也就是容易累積出發炎反應或疼痛的物質，導致皮膚發炎或關節疼痛等刺痛症狀。東洋醫學將腎臟視為成主宰成長、發育、生殖功能的內臟器官，除了與年輕時期的成長與發育有關，也與牙齒及骨骼的健全發展有極深的關係。一直到邁入老年，腎臟是一生中極為重要的生命力之本。

利用植物來保養後...

- 水腫
- 皮膚或關節發炎、疼痛
- 調節免疫功能
- 抗壓力
- 礦物質平衡、骨骼
- 生殖功能
- 老化
- 改善手腳冰冷

可改善以上症狀。

4

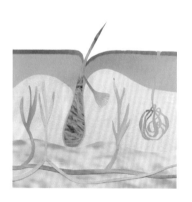

La peau

皮膚

　　包覆全身的皮膚，是重要的排出器官。皮膚的作用為①保護身體避免遭受外界損傷的屏障功能。②透過汗水排出老舊代謝物。③調節體溫。④調節感覺系統的作用等。各個內臟器官無法完全處理的毒素會流進血液，最後產生發炎反應的部位就是皮膚，當皮膚的排出功能停滯時，傷口或疾病會難以治癒，也容易導致疲勞難以消除等不適症狀。東洋醫學將肌膚視為反映內臟的鏡子，觀察肌膚的外觀，能判斷內臟或各器官的健康狀態。實行植物療法時，會優先保養內臟器官，避免毒素進入皮膚。

利用植物來保養後...

· 改善皮膚疾病
· 新陳代謝的正常化
· 改善防護功能

可改善以上症狀。

5
—

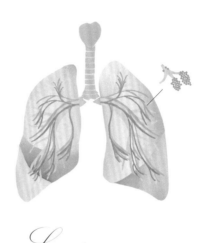

Les poumons

肺

肺的基本作用是將氧氣輸送到體內，並排出二氧化碳。由於肺會透過呼吸接觸外界物質，並對抗粉塵、過敏原等異物，或是病毒等病原體，所以免疫系統必須特別發達。當異物進入肺部後，氣管分泌的黏液會捕捉異物，覆蓋黏膜的細微纖毛會將異物運送到喉嚨。如果肺部的淨化功能降低，為了排出累積的骯髒物質，身體會頻繁咳嗽或產生痰。此外，在東洋醫學的領域中，肺不僅具有呼吸功能，也負責調節皮膚或具防禦作用，並且和水分代謝、皮膚狀態、汗腺功能、免疫功能息息相關。

利用植物來保養後...

· 過敏症狀
· 防衛細菌或病毒的感染
· 代謝水分

可改善以上症狀。

記住單一的處方後，請務必以此為基礎來混合、調製香藥草。基本的全面保養混合處方中，分別加入了可對應肝臟、腎臟、腸、肺、皮膚的香藥草，也同時能達到整體的排毒與排出功能。在進行定期保養的時候，如果感覺身體狀況有所變化，任何人都可以飲用這個基本處方，讓身體恢復原本的狀態。

草本茶　煎熬法

全面保養的基本混合處方

【處方、比例】

蒲公英根.......................... 1
歐蓍草.............................. 1
蕁麻 1
牛蒡 1
辣薄荷.............................. 1

【處方的重點效果】

蒲公英根：肝臟、腎臟、腸、皮膚
歐蓍草：肝臟
蕁麻：腎臟、皮膚
牛蒡：腎臟、腸、皮膚
辣薄荷：肝臟、肺

〔沖泡與飲用法〕

◎ 以250ml的水與一湯匙的香藥草為基準，將水與香藥草放入鍋中，開火煎熬。沸騰後轉為小火，在沸騰狀態下繼續煎熬2分鐘後關火，蓋上鍋蓋，靜置5至10分鐘後過濾香藥草。

◎ 在三餐以外的時間飲用／1日喝2至3杯左右。

◎ 如果是定期的保養，可持續飲用3個星期。

這個處方可同時保養五大內臟器官，達到解毒與排出的相乘效果，蒲公英根、蕁麻與牛蒡更是解毒與排出時，不可或缺的香藥草。由於香藥草的作用多元化，有許多單一種類的香藥草可對應多數的部位（內臟器官）。因此，透過單一的處方能同時保養五大內臟器官，也是植物療法的一大特徵。

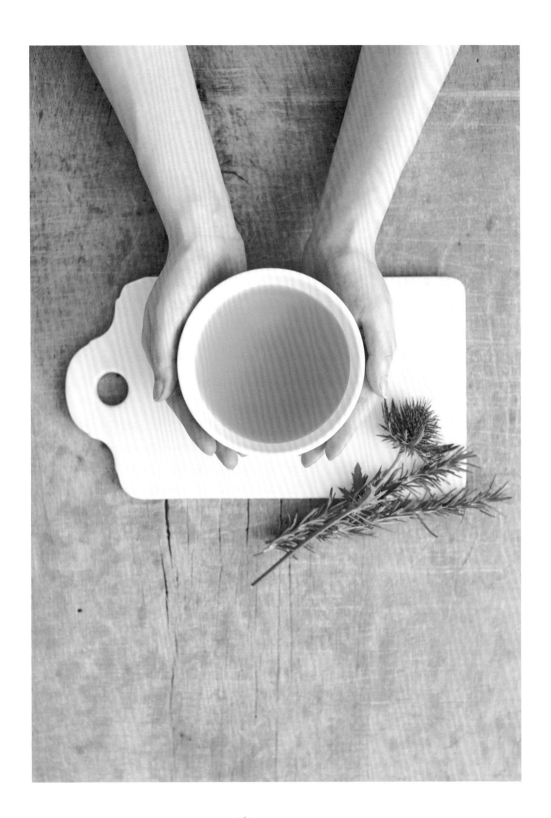

在「全面保養的基本混合處方」中再加入數種香藥草後，即可調配出日常保養所需的草本茶。像是身體產生不適之前的些微變化，或是對前一天的暴飲暴食感到後悔等，都可透過此混合草本茶來保養。

草本茶　煎熬法

變化①　減輕對胃部持續造成的負擔

【處方、比例】

全面保養的
基本混合處方................ 各1
迷迭香或茴香.................... 1

【處方的重點效果】

迷迭香：促進消化
茴香：幫助排氣

暴飲暴食或飲食生活不正常的時候飲用，可促進消化液和膽汁的分泌，消除胃部的不適感。迷迭香與茴香皆具有特殊的香氣，能提神醒腦。茴香能促進消化，如同芳香性的健胃藥。

為了減輕胃部的負擔，或是前一晚因為喝了酒而造成身體的負擔，必須在隔天恢復身體狀態，可以在家中常備一些有效的植物。除了胃部，還可以保養時常努力分解酒精成分的肝臟。

草本茶　煎熬法

變化②　對於前一晚喝太多或宿醉感到後悔的時候

【處方、比例】

全面保養的
基本混合處方................ 各1
薑黃 1

【處方的重點效果】

薑黃：強肝

宿醉或前一晚喝太多的時候，可以使用變化①的處方再加上薑黃，來維持肝臟的健康。薑黃可提升肝臟和膽囊的功能，並能調整血脂和預防酒精性肝炎。

如果肌膚的狀態感覺跟昨天不同，可盡早飲用此混合處方，這是以全面保養的基本混合處方為基礎，再添加其他的植物，來加強皮膚的保養，從體內徹底保養。

草本茶　煎熬法

變化③　感覺皮膚有些粗糙的時候

【處方、比例】

全面保養的
基本混合處方............... 各1
金盞花.............................. 1

【處方的重點效果】

金盞花：修復皮膚與黏膜、消炎

金盞花能增強緩和皮膚發炎的效用。皮膚變得粗糙，是內臟器官疲勞或體內囤積老舊代謝物的警訊，因此要透過香藥草的調理，讓內臟器官順利排出進入皮膚的毒素。

不僅是腳部，包括指頭或臉部等，只要感覺身體某處有水腫情形時，可以多加飲用此混合處方，能有助於暢通血液循環並改善血液淤積。水腫會連帶導致身體疲勞或有倦怠感，千萬不要讓水分囤積，在感到不舒服之前要及早處置。

草本茶　煎熬法

變化④　改善水腫造成的腳部疲勞

【處方、比例】

全面保養的
基本混合處方......各1
紅葡萄葉...............1
北美金縷梅............1
胡桃葉..................1

【處方的重點效果】

紅葡萄葉：促進血液循環
北美金縷梅：促進血液循環
胡桃葉：促進血液循環

基本混合處方有助於排出體內水分，並改善水腫情形，而且再添加以上植物後，還能促進腳部的血液循環。此外，這些植物都還含有豐富的抗氧化物質，能提高血管的運作效率。如果無法一次備齊這3種植物，也可以僅添加已經取得的種類。

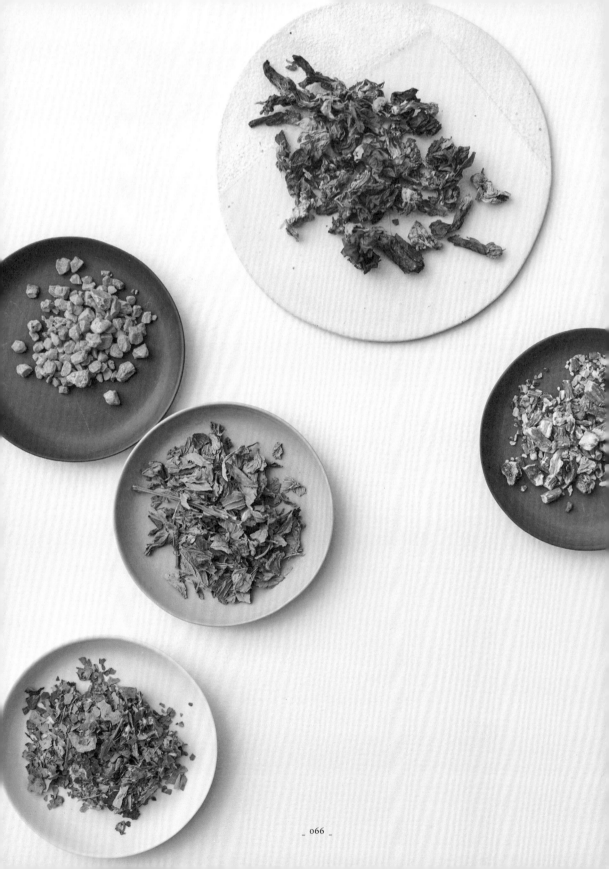

提到排毒，很多人都會遇到便祕的困擾，建議先了解自身的體質後，再找出最適合自己身體狀態的處方。以下的混合處方，適合溫、燥體質的人飲用。

草本茶　煎熬法

變化⑤　糞便較硬，有便祕傾向的人

【處方、比例】

全面保養的
基本混合處方⋯⋯ ⋯⋯⋯ 各1
藥蜀葵⋯⋯⋯⋯⋯⋯⋯⋯⋯⋯ 1

【處方的重點效果】

藥蜀葵：保護黏膜

藥蜀葵含有豐富的黏液質，屬於冷、濕性質的植物。平常糞便較硬的人，大多為溫、燥體質，很適合飲用這個處方來調整平衡。黏液質能軟化糞便，滋潤腸內黏膜，進而促進排便順暢。

處方固定的「中藥」，以及略具自由度的「植物療法」

在介紹與解毒及排出相關的五大內臟器官時，由於順帶提到東洋醫學的觀點，所以接下來要簡單說明，經常被提問的「中醫」與「植物療法」之差異。中醫是從中國傳入的傳統醫學，於日本獨立發展後，透過「辨證論治」的方式，在了解患者的症狀後，中醫師便會選擇相應的治療原則與方法，透過多年來累積的經驗，調配各種有效的藥材，制定出最佳的「藥方」。其處方大多都是固定的，不會有大幅變動。植物療法並沒有類似「藥方」的固定處方，而是自由的組合、搭配具各種作用的植物。在現代植物療法中，會依據症狀或病情來選擇相對應植物的藥理作用，其性質略為接近現代醫學。不過，在中醫領域會出現的大量動物性藥材，在植物療法上則是如同其名，都是以植物性的材料為中心。

法國的植物療法工作坊

在2016年至2019年之間，我居住在法國，每個月會在巴黎的私人教室舉行多次的植物療法工作坊（體驗會或講座），參加人數限定為4至8名。之後由於懷孕，加上新冠肺炎在各地肆虐，於是法國於2020年起實施封城措施，我也決定搬到郊區，以線上的方式舉行工作坊講座。法國自古以來，便存在著一個名為herboristerie的場所，也就是香藥草藥局或專賣店，有不適症狀的人可以來到這裡，說明自身的症狀後購買合適的香藥草商品；若有相關問題想要聽取專家建議，也可以接受植物療法師的專業諮詢。這在法國並不罕見，我在個人的諮詢室也曾提供類似的諮詢服務。

為何會想要開辦工作坊呢？那是因為我希望居住在巴黎的日本人，能知道這些香藥草藥局的存在，而且原來在日常生活的周遭，就能買到如此豐富香藥草、精油、芳香蒸餾水等，這就是我想向日本人傳達的喜悅。在日本土生土長的日本人，選擇來到異國生活，但體內的「根」依舊源自日本。就像是替植物換盆的時候，要留意新換的土壤是否合適；人也是同樣的道理。倚賴日本的水分與土壤而成長的身體，即使來到浪漫且繁華的巴黎，也算是處於劇烈變化的環境中，身心一定會受到影響。

自從來到巴黎後，我有好幾年的期間，感覺身體狀況並不理想。記得我是在冬天的季節來到巴黎，寒冷的天氣令我全身顫抖，剛到的第一天還下著雨，加上那年的冬天大多是濕冷的雨天，我的感冒總是無法痊癒，整天咳嗽加上失眠，皮膚變得粗糙，還引起泛紅的發炎與發癢，讓我每天更難以入睡。所幸，我知道在法國可以尋求香藥草藥局的協助，在那裡用生澀的法文提出自身的

困擾後，終於買到合適的草本茶等商品。在定期飲用草本茶後，順利減輕身心失調的情形，身體也逐漸適應法國的環境。

之後在法國認識一些朋友，我發現以巴黎為首，有相當多的日本人居住在法國，即使症狀不同，每個人對於身體狀況的變化，或多或少都感到煩惱。因此，我想藉此推廣香藥草或精油的植物療法，讓大家都能加以活用。我通常會留意季節，並以不同症狀為主題開設工作坊，讓參加者認識各種植物，並混合香藥草調配草本茶，在日常生活中飲用，是一個和樂融融且極具意義的交流。參加者之間有交流互動，我也獲得極大的樂趣與成就感，還有許多日本人來到法國旅行時，會在旅行期間特地申請個人工作坊諮詢服務。回到日本後，我從2022年起也繼續舉辦這類型的工作坊，想要將在日本能取得的植物介紹給日本人，共同分享度過植物療法生活的喜悅。

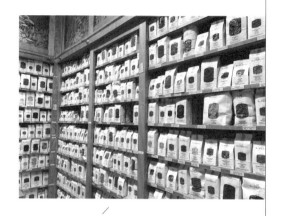

香藥草藥局販售各種香藥草，以及含植物成分的膠囊與酊劑。照片為我曾任職的藥草老店 Herboristerie du Palais Royal 的藥草櫃。即使在以藥物治療為中心的現代，每天依舊有許多人造訪此地，尋求自然療法來調養體質。

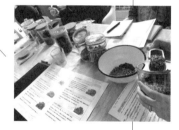

在私人教室舉辦工作坊的景象，我在解說各種香藥草的性質與效用後，開始進行混合調配。

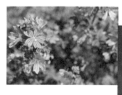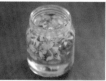

在法國自家附近採摘的植物，也可用於植物療法。左圖為錦葵花，右圖為製作貫葉連翹酊劑的景象。

依據身體狀況分類的
- 處方集 -

包括令人在意的輕微不適、想從此遠離的常見症狀，
或是想要全面打造健康的體質等，都可參考本章的處方集。
這裡所列的是最低限度的配方材料，
可依個人喜好追加其他種類的香藥草，
或是替換成同類型的香藥草。

處方的判讀與使用方法

○ 以比例來標示香藥草的混合占比。

○ 推薦採用煎熬法，若時間不夠可以採用浸泡法，但浸泡時
　間要延長到15分鐘左右。

○ 許多香藥草都具有利尿作用，建議在晚上7點以前飲用。如
　果是適合在睡前飲用的處方，會特別註明減少份量。

○ 建議在用餐以外的時段飲用草本茶。

○ 建議飲用溫熱的草本茶；在夏天等高溫季節時，也可飲用
　常溫或冷的草本茶。

○ 本書處方所列出的各類植物，有關其使用上的注意事項與
　禁忌，可參考第229頁起的「香藥草事典」。

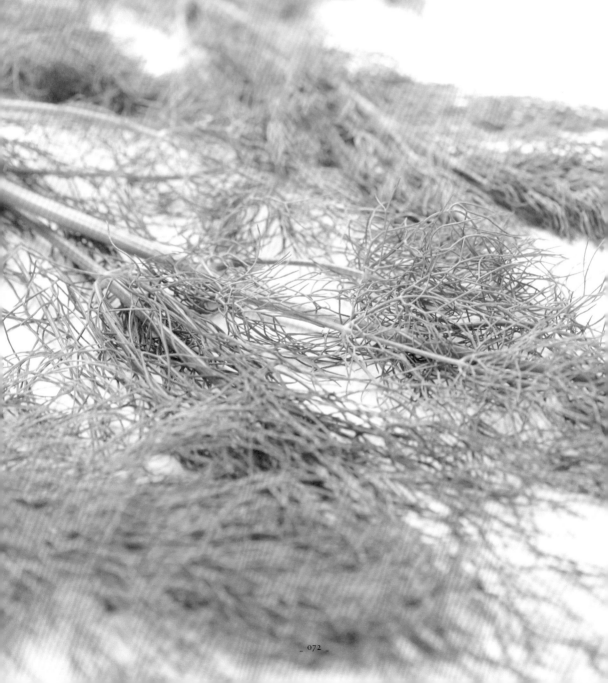

01.
SYSTÈME
DIGESTIF

消化系統的疾病

日常生活習慣容易反映在
腸胃相關症狀

LES TROVRES DU SYSTÈME DIGESTIF

消化器官是打造健康身體的關鍵，食物經過消化分解成身體所需的營養後，進入血液轉化、合成為人體所需的物質與能量。由於消化系統的運作受到自律神經系統所控制，容易受到壓力所影響，所以接下來要介紹被認為是起因於壓力或飲食生活不正常所導致的腸胃相關症狀，以及改善症狀的處方。

以下要登場的植物，大多為可溫暖腸胃與排除多餘水分的「溫、燥」性質植物。體內的多餘水分，是導致消化功能降低的原因。有許多含精油成分的植物，都歸類為芳香性健胃藥物。一般來說，那些經常拿來製成草本茶的植物，大多都能改善消化

功能，相信你也聽過許多耳熟能詳的種類。這些植物大多具備提神作用，能幫助舒緩煩躁或焦慮不安的情緒。

如果在日常生活中累積壓力，或是感覺消化功能不佳，除了透過香藥草的輔助，還要重新檢視飲食生活。要減少攝取咖啡因和過量的鹽分與高油食物，並飲用草本茶來改善消化相關的症狀。如果是有睡眠或壓力困擾的族群，可以本章所列的處方為基礎，再搭配一些能保養自律神經系統的植物。平常有手腳冰冷症狀的人，可利用香藥草來保養腸胃，促進腹部的溫暖，進而改善全身冰冷的症狀。

使用的主要香藥草

德國洋甘菊

具有抗發炎、鎮痙、健胃的作用,調整腸胃消化狀態並抑制發炎和疼痛。德國洋甘菊也是能同時放鬆身心的常見香藥草。

▷ GROUPMENT 1, 5, 8

辣薄荷

能改善消化系統的不適,舒緩暴飲暴食、噁心想吐或痙攣疼痛等症狀。辣薄荷也具備促進肝臟功能,以及改善呼吸系統症狀的作用。

▷ GROUPMENT 1

檸檬馬鞭草

能消除身心上的不安或緊張情緒,幫助放鬆身心。檸檬馬鞭草也能對消化系統產生作用,有助於改善消化功能。

▷ GROUPMENT 5

茴香

芳香性健胃植物之一,能改善消化不良的症狀,並抑制腸內產生氣體,同時具有鎮痛效果,能舒緩腹痛。

▷ GROUPMENT 1, 6

菊苣根

含有豐富的膳食纖維,能調節腸內環境,也具有利尿及輕微的緩瀉作用,能幫助淨化體內。此外,菊苣根還能改善胃部不適和消化不良,並促進解毒作用的正常化。

▷ GROUPMENT 1

迷迭香

擁有優異的抗氧化作用,能改善肝功能與腸內環境,促進膽汁分泌,以及保養消化系統與改善不適的症狀。迷迭香也具有促進血液循環,以及抗菌作用。

▷ GROUPMENT 1, 9, 14

羅勒

能促進消化並改善胃部不適,具有抗菌、鎮痙、鎮痛的作用,還能舒緩腸胃炎、胃酸過多、胃痙攣、感染性腸胃相關症狀等。

▷ GROUPMENT 1

香蜂花

具有鎮靜作用,能緩和神經性興奮,改善壓力造成的消化系統不適,以及神經性胃炎、食慾不振、腸胃功能障礙等症狀。

▷ GROUPMENT 1, 5

光果甘草

能保護黏膜,抑制發炎,有助於改善消化系統的症狀,還能護理胃部、十二指腸等潰瘍、胃炎和消化不良。

▷ GROUPMENT 9, 14

薑

促進消化功能,並抑制胃部消化不良與想吐等症狀,同時具有優異的暖身作用,薑也是具有強身作用的植物之一。

▷ GROUPMENT 1, 9

這個混合處方能讓溫暖腹部，舒緩胃部的不適。用餐後過了很久，還是覺得食物沒有消化，還堆積在胃裡，造成胃脹不適，這是胃部運動功能變差或胃液分泌減少的警訊。這時候要搭配有助消化的清涼感香藥草，以及具辛辣味的香藥草，讓胃部恢復舒暢。除了改善暴飲暴食的情形，也能舒緩壓力造成的胃部消化不良的症狀。

草本茶　煎熬法

改善消化不良的胃部不適與胃脹

☑ 胃部消化不佳

☑ 胃脹

☑ 想吐

【處方、比例】

迷迭香............................1.5
辣薄荷............................0.5
檸檬馬鞭草 1
茴香 1.5
薑..................................0.5

【處方的重點效果】

迷迭香：促進分泌膽汁
辣薄荷：改善整體消化
檸檬馬鞭草：改善整體消化與鎮痙
茴香：鎮痙
薑：健胃

〔沖泡與飲用法〕

○ 煎熬法／以250ml的水與一湯匙的香藥草為基準，將水與香藥草放入鍋中開火熬煮，沸騰後持續熬煮2分鐘後關火，蓋上鍋蓋靜置5至10分鐘，濾掉茶葉即可飲用。

○ 飯前／一天飲用2至3杯。

這個處方是以促進整體消化功能的植物為中心，再搭配可促進膽汁產生與分泌的迷迭香。飯後經常感覺胃部消化不佳的人，飲用可促進膽汁產生與加速分泌作用的植物處方，能感受到明顯的效果。肝臟負責產生膽汁，是消化脂肪所不可或缺的器官。跟其他的香藥草相比，特別減少薑的用量，能保持處方的作用平衡。

胃部產生不適症狀時，這個混合處方能抑制症狀並守護胃部健康。胃潰瘍是胃酸分泌過多，侵犯胃部黏膜而產生潰瘍的狀態，選擇能抑制胃酸過剩分泌的植物，並保護胃部黏膜，有助於治療胃部症狀。

草本茶／煎熬法＋浸泡法　膠囊　嫩芽濃縮精華

胃潰瘍的護理

☑ 胃潰瘍

【處方、比例】

德國洋甘菊	1
羅勒	1
香蜂花	1
藥蜀葵根	1
光果甘草	1

【處方的重點效果】

德國洋甘菊：抗發炎、鎮痙、健胃
羅勒：抗發炎、鎮痙
香蜂花：鎮痙、鎮定壓力
藥蜀葵根：保護黏膜
光果甘草：保護黏膜、抗發炎

〔沖泡與飲用法〕

○煎熬法＋浸泡法／以250ml的水與一湯匙的香藥草為基準，將水與藥蜀葵根以外的香藥草放入鍋中開火熬煮，沸騰後持續熬煮2分鐘後關火，再放入藥蜀葵根蓋上鍋蓋，靜置5至10分鐘，濾掉茶葉即可飲用。

○飯前／一天飲用2至3杯。

若因壓力造成胃部的消化功能不良時，德國洋甘菊、羅勒、香蜂花是促進消化的典型香藥草。本處方以這三種香藥草為基礎，再加上藥蜀葵根與光果甘草，以保護胃部黏膜，防止受到過剩分泌的胃酸入侵。這個混合處方也具有舒緩壓力的功效。

〔膠囊〕

紅藻膠囊／來自海洋的紅藻，被稱為天然的制酸劑，在飯前飲用可保護胃部黏膜。

〔嫩芽濃縮精華〕

無花果的嫩芽濃縮精華／具有修復黏膜的作用，並能舒緩壓力。使用前請詳閱產品說明。

CAUTION
⚠ 高血壓患者禁止服用光果甘草。此外，同時服用光果甘草與中藥藥材的甘草時，也要多加注意。

胃 是容易受壓力所影響的器官，由於胃的狀態也與自律
神經系統有關，很多人會因過度的壓力造成胃痛症狀。
建議使用具改善消化作用的植物來緩解胃炎，並提高抗發炎
作用。如果是偶發性的胃痛，還沒有發展到胃炎的程度，可
飲用改善胃痛的三種植物混合處方，並觀察改善狀況。

草本茶／煎熬法

壓力造成胃痛的時候

☑ 胃炎
☑ 胃痛

【處方、比例】

胃炎

德國洋甘菊 1
歐蓍草............................ 1
香蜂花............................ 1
羅勒............................... 1
檸檬馬鞭草 1

胃痛

香蜂花............................ 1
茴香 1
八角 1

〔沖泡與飲用法〕

○ 煎熬法／以250ml的水與一
湯匙的香藥草為基準，將水
與香藥草放入鍋中開火熬煮，
沸騰後持續熬煮2分鐘後關
火，蓋上鍋蓋，靜置5至10
分鐘，濾掉茶葉即可飲用。

○ 感覺胃部疼痛時／一天飲用
2至3杯。

【處方的重點效果】

德國洋甘菊：抗發炎作用、鎮痙、健胃
歐蓍草：鎮痙、抗發炎
香蜂花：鎮痙、鎮定壓力
羅勒：抗發炎、鎮痙
檸檬馬鞭草：鎮痙、鎮靜
茴香：鎮痙、鎮靜
八角：鎮痙

由於胃部容易受到壓力所影響，
所以在處方中加入能舒緩緊張
和壓力與焦躁的香蜂花。除了
透過植物的輔助，在生活中要
避免攝取刺激性食物、酒精和
過多的鹽分與咖啡因。如果頻
繁產生胃痛的情形，請務必前
往就醫。

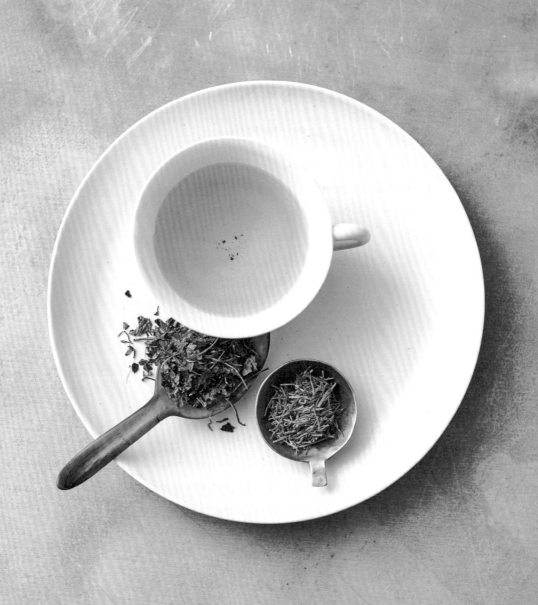

即使沒有不適症狀，也要定期檢查腸內環境的健康。腸內環境失調，會導致排便不順、過敏、皮膚粗糙、憂鬱症等各種疾病。不妨利用能抑制腸內壞菌滋生的植物，以及能提供腸內益菌食物來源的植物，透過混合處方來調節腸內平衡。

草本茶／煎熬法

想要調節腸內環境的時候

☑ 腸內環境失調

【處方、比例】

茴香 1
芫荽種子 1
蒲公英根 1
菊苣根 1
迷迭香 1

〔沖泡與飲用法〕
○ 煎熬法／以250ml的水與一湯匙的香藥草為基準，將水與香藥草放入鍋中開火熬煮，沸騰後持續熬煮2分鐘後關火，蓋上鍋蓋，靜置5至10分鐘，濾掉茶葉即可飲用。
○ 飯後／一天飲用2至3杯。

【處方的重點效果】

茴香：抑制腸內壞菌，消除腸內氣體
芫荽種子：排出有害物質與整腸作用等
蒲公英根：腸內排毒，含豐富膳食纖維
菊苣根：豐富膳食纖維
迷迭香：消除腸內氣體，改善腸內環境

減少腸道中壞菌的食物來源，並增加益菌的食物來源，是調節腸內環境的捷徑。蒲公英根與菊苣根含有豐富的食物纖維，能當作益菌的食物來源。此外，芫荽種子除了具備以上的作用，也能促進腸內蠕動活性化與消除腸內氣體。由於壓力也會造成壞菌繁殖，所以更要重新檢視日常生活習慣。

感覺肚子鼓鼓的，有時甚至會發出咕嚕咕嚕的聲音，就是脹氣的徵兆，這時候往往會感到不舒服，也會引起旁人側目。壓力也是造成脹氣的原因之一，這時候要透過混合的植物處方，來消除堆積於腸道內的多餘氣體，調節腸內環境，進而降低脹氣復發的機率。

草本茶／煎熬法

肚子又鼓又脹，感到不舒服時

☑ 脹氣

【處方、比例】

迷迭香............................ 1
芫荽種子 1
茴香 1
茴芹種子 1
歐白芷種子 1

〔沖泡與飲用法〕

○煎熬法／以250ml的水與一湯匙的香藥草為基準，將水與香藥草放入鍋中開火熬煮，沸騰後持續熬煮2分鐘後關火，蓋上鍋蓋，靜置5至10分鐘，濾掉茶葉即可飲用。

○飯後／一天飲用2至3杯。

【處方的重點效果】

迷迭香：幫助排氣、鎮痙、促進消化
芫荽種子：幫助排氣、促進消化、改善腸內環境
茴香：幫助排氣、鎮痙、鎮痛
茴芹種子：幫助排氣、促進消化
歐白芷種子：幫助排氣、促進消化

這個處方除了迷迭香，其他都是種子類型的香藥草，種子香藥草大多能幫助排氣與促進消化，並藉由健胃整腸作用來改善消化。利用草本茶的效用促使身體排出腸內氣體，也能同時提高消化能力。如果肚子鼓脹帶有疼痛感時，別忘了在處方中加入具有鎮痛作用的茴香。

保持排便順暢是排毒的基本原則，若長期持續有便祕的症狀，不僅會造成腸內環境失衡，也會使堆積在體內的毒素廢物，連同血液擴散至全身。若是交感神經持續處於優先主導的狀態，或是水分攝取不足讓腸運作變得緩慢時，就容易導致便祕。不要因為先天體質的關係而放棄努力，要多利用植物的作用打造出排便順暢的體質。

草本茶／煎熬法

有便祕體質的人

☑ 便祕

【處方、比例】

菜薊 1
菊苣根 1
牛蒡根 2
光果甘草 0.5
番瀉 0.5

〔沖泡與飲用法〕

○ 煎熬法／以250ml的水與一湯匙的香藥草為基準，將水與香藥草放入鍋中開火熬煮，沸騰後持續熬煮2分鐘後關火，蓋上鍋蓋，靜置5至10分鐘，濾掉茶葉即可飲用。

○ 晚餐前／飲用1杯。

【處方的重點效果】

菜薊：促進膽汁分泌
菊苣根：含豐富膳食纖維，改善腸內環境
牛蒡根：改善腸內環境
光果甘草：緩和對於黏膜的刺激
番瀉：緩瀉劑

菜薊可提升肝臟機能，促進膽汁酸分泌，幫助腸道維持充足的水分與促進蠕動。此外，菊苣根等含有豐富水溶性膳食纖維的植物，也有助於改善腸內環境。光果甘草雖具有緩和番瀉刺激性的作用，但高血壓患者不得服用。

CAUTION
⚠ 高血壓患者禁止服用光果甘草。
此外，同時服用光果甘草與中藥藥材的甘草時，也要多加注意。

若冀便長期處於軟便的狀態，代表腸胃的消化功能降低，或是疲勞囤積在體內，抵抗力降低導致身體處於虛弱狀態。除了要重振消化功能，還要利用能增強抵抗力的香藥草，來提升身體的整體機能。

草本茶／煎熬法

成年人的軟便狀態

☑ 軟便

【處方、比例】

藥用鼠尾草 1
迷迭香............................. 1
茴香 1
薑 1
檸檬馬鞭草 1

【處方的重點效果】

藥用鼠尾草：促進消化、收斂、殺菌、強身
迷迭香：促進消化、強身
茴香：促進消化
薑：促進消化
檸檬馬鞭草：促進消化、鎮痙、鎮靜

〔沖泡與飲用法〕

○ 煎熬法／以250ml的水與一湯匙的香藥草為基準，將水與香藥草放入鍋中開火熬煮，沸騰後持續熬煮2分鐘後關火，蓋上鍋蓋，靜置5至10分鐘，濾掉茶葉即可飲用。

○ 飯前／一天飲用2至3杯。

持續處於軟便的狀態時，代表身體的消化功能運作不正常，是身體疲勞的警訊。藥用鼠尾草與迷迭香不僅能幫助消化，還能強身與增強抵抗力。這個混合處方具有促進身體正常消化與吸收的作用，但若長期無法改善軟便的情形，可能有罹患其他疾病，建議前往就醫。

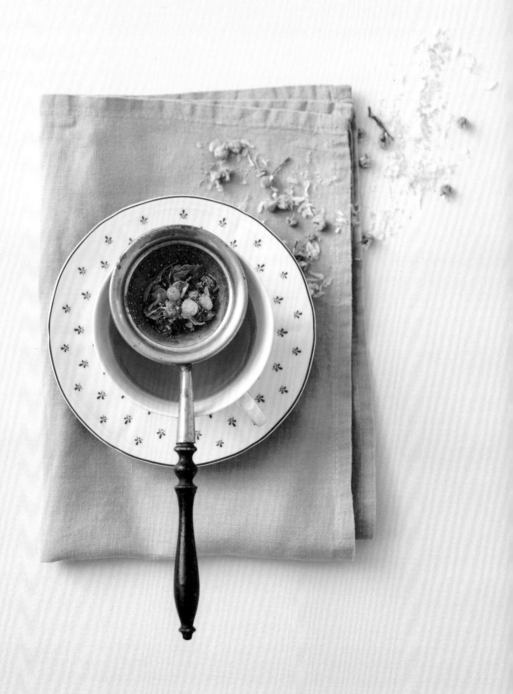

出門在外總是在尋找廁所的人，都希望能盡早脫離如此不安的日常生活。這個處方可應付一般的腹瀉、壓力造成的腹瀉，以及腸躁症的腹瀉等症狀。

草本茶／煎熬法

容易拉肚子的人

☑ 腹瀉

【處方、比例】

千屈菜............................ 1
龍芽草............................ 1
德國洋甘菊 1
辣薄荷............................ 1
光果甘草......................... 1

〔沖泡與飲用法〕

○ 煎熬法／以250ml的水與一湯匙的香藥草為基準，將水與香藥草放入鍋中開火熬煮，沸騰後持續熬煮2分鐘後關火，蓋上鍋蓋，靜置5至10分鐘，濾掉茶葉即可飲用。

○ 飯前／一天飲用2杯。

【處方的重點效果】

千屈菜：止瀉、收斂
龍芽草：收斂
德國洋甘菊：抗發炎、鎮痙、鎮靜
辣薄荷：鎮痙
光果甘草：抗發炎、抗壓力

在民間療法中，千屈菜是經常拿來緩解腹瀉的藥草；龍芽草具有收斂作用，也能舒緩腹瀉的症狀。首先要了解造成腹瀉的原因，如果是細菌性腸胃炎的腹瀉，可以在處方中添加藥用鼠尾草、牛至、百里香等具有殺菌作用的植物。平常要多注意飲食，若持續有腹瀉症狀，務必前往就醫。

CAUTION
⚠ 高血壓患者禁止服用光果甘草。
此外，同時服用光果甘草與中藥藥材的甘草時，也要多加注意。

腸 躁症對於日常生活往往會造成極大的影響，因壓力導致腸道過於敏感，反覆造成腹瀉或便祕的症狀，或是腸道囤積氣體等，都會讓人感到困擾與憂慮。除了要提高抗壓力，還要緩解過於敏感的腸道。這個植物混合處方可以抑制發炎，以及腸道痙攣等過於旺盛的活動。

草本茶／煎熬法　嫩芽濃縮精華

腸道過於敏感且不穩定時

☑ 腸躁症

【處方、比例】

德國洋甘菊 1
香蜂花 1
茴香 1
檸檬馬鞭草 1
光果甘草 1

【處方的重點效果】

德國洋甘菊：鎮痙、抗發炎、鎮靜
香蜂花：鎮痙、鎮靜
茴香：鎮痙、鎮痛
檸檬馬鞭草：鎮痙、鎮靜
光果甘草：抗發炎、抗壓力

〔沖泡與飲用法〕
○ 煎熬法／以250ml的水與一湯匙的香藥草為基準，將水與香藥草放入鍋中開火熬煮，沸騰後持續熬煮2分鐘後關火，蓋上鍋蓋，靜置5至10分鐘，濾掉茶葉即可飲用。
○ 餐間或飯前／一天飲用2至3杯。

嫩芽濃縮精華
無花果的嫩芽濃縮精華／具有修復黏膜的效果，也能提高抗壓力。使用前請詳閱產品說明書。

為了緩解副交感神經過於緊張的狀態，可飲用具鎮靜作用的這個植物混合處方。德國洋甘菊與光果甘草可抑制腸內發炎，香蜂花、茴香、檸檬馬鞭草則能抑制大腸痙攣，有效預防腹瀉或便祕。此外，光果甘草有助於產生荷爾蒙，能減輕壓力。

CAUTION
⚠ 高血壓患者禁止服用光果甘草。
此外，同時服用光果甘草與中藥藥材的甘草時，也要多加注意。

有些疾病的病因不明，但通常和免疫系統的防禦機制過於活躍，進而攻擊自身細胞組織，也就是與自體免疫性疾病有關。這時候最為可靠的香藥草就是德國洋甘菊，這個處方沒有添加其他的香藥草，相信飲用德國洋甘菊草本茶後，就能感受到顯著的效果。

草本茶／煎熬法

腸道黏膜發炎擴大時

☑ 潰瘍性結腸炎
☑ 克隆氏症

【處方、比例】

德國洋甘菊

〔沖泡與飲用法〕
○ 煎熬法／以250ml的水與一湯匙的香藥草為基準，將水與香藥草放入鍋中開火熬煮，沸騰後持續熬煮2分鐘後關火，蓋上鍋蓋，靜置5至10分鐘，濾掉茶葉即可飲用。
○ 請務必製成草本茶飲用。
○ 飯前／一天飲用2至3杯。

【處方的重點效果】

德國洋甘菊：抗發炎、鎮靜、鎮痙

潰瘍性結腸炎是大腸黏膜產生糜爛或潰瘍的症狀，克隆氏症則是不光只有腸道，而是整個消化道發生病變的狀態。屬於提升消化機能與肝功能植物類型的德國洋甘菊，能有效抑制腸道黏膜的發炎。由於這類症狀也跟壓力有關，德國洋甘菊正好能舒緩身心疲勞或緊張情緒。有此類症狀的患者，除了飲用草本茶，別忘了前往就醫。

SYSTÈME ENDOCRINIEN

內分泌、代謝系統的疾病

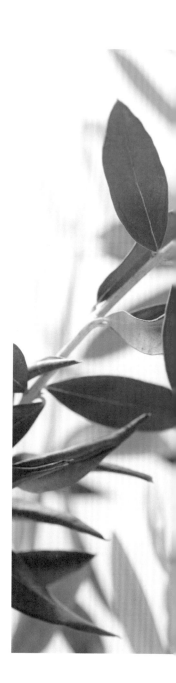

預防與生活習慣有關的疾病，以及荷爾蒙相關症狀

ÉVITER LES TROBLES MÉTABOLIQUES

　　為了預防慢性病，自我保養的重要性不在話下，相信大家都明白這個道理。接下來要介紹與荷爾蒙相關的香藥草處方；荷爾蒙能控制醣類與脂肪的代謝，以及基礎代謝，與慢性病息息相關。由於以上項目的血液檢查值，是預防慢性病的指標，所以定期做健康檢查相當重要。不過，要控制這些項目，還是得透過日常的保養，首先要留意飲食生活，還要搭配各種植物，才能有效控制數值。

　　這裡所介紹的植物混合處方，不會對於體內代謝功能造成負擔，並且能預防毒素和老舊代謝物囤積。然而，在此所介紹的症狀中，有許多患者都有服用藥物的習慣，如果要搭配植物療法，請務必諮詢醫師、藥師與植物療法專家的意見後，再行飲用。

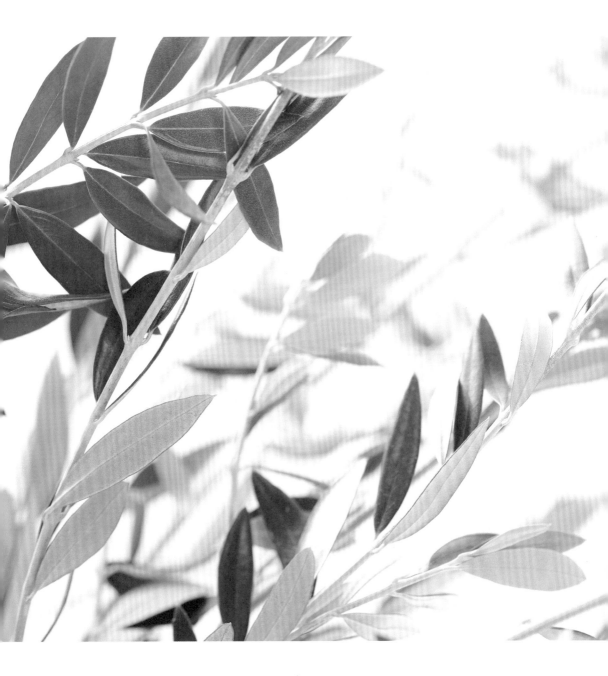

| 使用的主要香藥草

橄欖葉

具有弛緩血管與降血壓的效用，主要是使用嫩葉來煎熬草本茶。橄欖葉還具有優異的抗菌、抗病毒作用，也被稱為天然的抗生物質。

▷ GROUPMENT 3

桑樹

飯前飲用可抑制糖分吸收，並能抑制飯後的血糖值上升。桑樹能預防糖尿病，也能預防慢性病的發生。

▷ GROUPMENT 3

蕁麻葉

能讓代謝功能充分發揮的香藥草，幫助排出體內老舊代謝物與尿酸。此外，蕁麻葉含有豐富的鐵質等礦物質，具備優異的淨血與造血能力。

▷ GROUPMENT 2

墨角蘭

能放鬆情緒的香藥草，具有鎮靜作用，可舒緩身體的緊張與不安心情，還具有抑制心悸的效用。墨角蘭也具備鎮痛及抗發炎的作用，可舒緩肌肉、關節疼痛和頭痛。

▷ GROUPMENT 1,8

薺菜

具有利尿與改善便祕的效用，幫助排出體內的多餘水分，改善水腫情形。薺菜也具有殺菌作用，能有效防止泌尿系統的感染。

▷ GROUPMENT 4

金黃洋甘菊

具有促進微循環的作用，幫助血液運行至末梢，並促進分泌膽汁與輔助肝臟正常運作。此外，金黃洋甘菊還具有抱持血中脂肪正常化的作用。

▷ GROUPMENT 2,3,4

山柳菊

具有利尿作用，可促使腎臟順暢排出尿液。此外，山柳菊還能幫助身體排出多餘的水分、鹽分、尿素，扮演淨化體內的角色，也能有效消除水分囤積與雙腳的水腫。

▷ ROUPMENT 2,10

山楂葉

維持心臟健康的香藥草，能強化心臟的幫浦機能，增加流經心臟的血流量，並維持血管的健康。此外，山楂葉還能維持血壓的正常。

▷ GROUPMENT 3

歐白芷根

能促進胃液和膽汁分泌，改善消化不良和食慾不振等症狀，也具有健胃、利膽、消除腸內氣體的效用。

▷ GROUPMENT 9,14

紅景天

能提升活力幹勁與熱情的適應原植物，可增強抗壓力，讓身心成為能隨時對抗壓力的狀態。

▷ GROUPMENT 9

做了定期健康檢查後，如果發現血中膽固醇值或中性脂肪值不太正常，在衍生成疾病之前務必做自我調理。利用植物來保養製造脂肪的肝臟，能有效減少大量增加的壞膽固醇，並維持血中脂肪的正常平衡。

草本茶／煎熬法

對於脂肪問題感到憂心時，可參考的預防慢性病混合處方

☑ 血中脂肪異常
☑ 壞膽固醇（LDL）數值偏高
☑ 中性脂肪值偏高

【處方、比例】

橄欖葉.............................. 1
金黃洋甘菊 1
水飛薊的地上部............... 1
迷迭香.............................. 1
小翅風車子 1

【處方的重點效果】

橄欖葉：抗氧化作用、抑制過剩的壞膽固醇
金黃洋甘菊：維持中性脂肪值的正常
水飛薊的地上部：改善肝功能、保護肝臟
迷迭香：改善肝功能
小翅風車子：改善肝功能

〔沖泡與飲用法〕

○ 煎熬法／以250ml的水與一湯匙的香藥草為基準，將水與香藥草放入鍋中開火熬煮，沸騰後持續熬煮2分鐘後關火，蓋上鍋蓋，靜置5至10分鐘，濾掉茶葉即可飲用。

○ 飯前／一天飲用2至3杯。

當體內無法充分代謝脂肪，或是攝取過量的脂肪，導致壞膽固醇（低密度脂蛋白，即LDL）或中性脂肪增加，好膽固醇（高密度脂蛋白，即HDL）也會相對減少。這時候要利用能改善肝功能與保護肝臟的植物，並搭配能抑制壞膽固醇的橄欖葉，以及抑制中性脂肪的金黃洋甘菊。如果放任不管，會造成動脈硬化，提高罹患心臟病和腦血管疾病的風險。

這個混合處方可預防慢性病，不僅是在意血糖值的人，也推薦給平常喜歡攝取碳水化合物或甜食的族群參考。這個處方的主要目的是抑制血糖值急速上升，並避免胰島素急遽分泌。為了擁有健康的飲食生活，並預防糖尿病，請務必為將來做打算，做好自我保養。

草本茶／煎熬法

給喜歡攝取碳水化合物的人，預防慢性病的混合處方

☑ 高血糖
☑ 令人在意的血糖值
☑ 飯後總是感到想睡的人

【處方、比例】

桑樹 1
橄欖葉 1
胡桃葉 1
蒲公英根 1
肉桂 1

【處方的重點效果】

桑樹：讓血糖值上升速度趨緩
橄欖葉：改善胰島素抗性
胡桃葉：改善血液循環
蒲公英根：讓醣類的吸收趨緩
肉桂：改善血液循環、抗氧化作用、讓血糖值上升速度趨緩

〔沖泡與飲用法〕
○煎熬法／以250ml的水與一湯匙的香藥草為基準，將水與香藥草放入鍋中開火熬煮，沸騰後持續熬煮2分鐘後關火，蓋上鍋蓋，靜置5至10分鐘，濾掉茶葉即可飲用。
○飯前／一天飲用2至3杯。

胰島素的作用是降低血糖值，如果胰島素分泌過量，其運作效率會降低。避免讓分泌胰島素的胰臟過於勞累，也是相當重要的事情。當血糖值升高後，會導致血液循環變差，這時可利用具有輔助作用的胡桃葉。桑樹的效用是抑制血中葡萄糖的吸收；至於對喜好甜食或美食的族群來說，肉桂也是益處良多的香藥草。

CAUTION
⚠ 第一型糖尿病患者或第二型糖尿病有施打胰島素的患者，不得飲用本處方。若為服藥中的患者，請務必諮詢醫師後再行飲用。

美食，為何往往會造成身體的負擔呢？對於熱愛美食的饕客而言，這是最令人感到哀傷與無奈的問題，但相信這個處方能適時伸出援手。也就是，透過香藥草提升腎臟功能，促使排出尿酸。然而，重新檢視飲食與生活習慣也十分重要，如果你開始在意自身的尿酸值，就要減少攝取高卡路里的食物和動物性蛋白質，並時常攝取大量的青菜。

草本茶／煎熬法

給美食愛好者，
預防慢性病的混合處方

☑ 高尿酸血症
☑ 在意尿酸值的人

【處方、比例】

山柳菊............................ 1
蕁麻葉............................ 1
旋果蚊子草 1
黑醋栗葉 1
帚石楠............................ 1

【處方的重點效果】

山柳菊：促進腎臟排出尿酸
蕁麻葉：促進腎臟排出尿酸
旋果蚊子草：促進腎臟排出尿酸、抗發炎
黑醋栗葉：促進腎臟排出尿酸、抗發炎
帚石楠：促進腎臟排出尿酸

〔沖泡與飲用法〕

○ 煎熬法／以250ml的水與一湯匙的香藥草為基準，將水與香藥草放入鍋中開火熬煮，沸騰後持續熬煮2分鐘後關火，蓋上鍋蓋，靜置5至10分鐘，濾掉茶葉即可飲用。

○ 一天飲用3至4杯／不要在19時以後飲用。

身體若持續處於高尿酸值的狀態，無法在血中溶解的尿酸會變成結晶，囤積於關節等部位，導致發炎，這就是所謂的痛風。此外，高尿酸值也是導致慢性病的原因，建議及早預防與護理。這個處方的每種植物都能提升腎臟功能，有助排出尿酸，旋果蚊子草與黑醋栗葉的主要效用是緩和尿酸所造成的發炎症狀。

CAUTION
 痛風發作的人要避免飲用此處方，建議在痛風未發作時飲用。

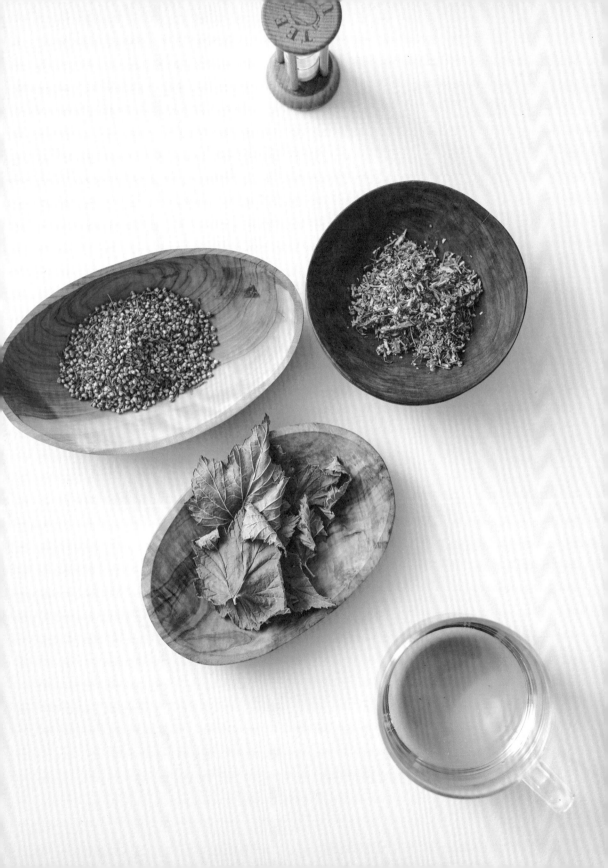

甲狀腺機能亢進，是新陳代謝過快所導致的疾病，感覺像整天處在全力奔馳的狀態。甲狀腺機能亢進的主要症狀包括心悸、喘不過氣、心跳數增加、神經過敏、失眠、不安等，會出現各式各樣的症狀。這個處方有助於緩和這些自覺症狀，希望透過植物混合處方，能幫助患者在治療過程中消除不安的情緒。

草本茶／煎熬法

甲狀腺荷爾蒙失調 1

☑ 甲狀腺機能亢進
　（瀰漫性毒性甲狀腺腫）

【處方、比例】

山楂葉	1
墨角蘭	1
香蜂花	1
西番蓮	1

【處方的重點效果】

山楂葉：抑制心悸、舒緩不安與緊張情緒
墨角蘭：抑制心悸
香蜂花：鎮靜、緩解不安、抑制心悸
西番蓮：鎮靜、緩解不安

〔沖泡與飲用法〕

○煎熬法／以250ml的水與一湯匙的香藥草為基準，將水與香藥草放入鍋中開火熬煮，沸騰後持續熬煮2分鐘後關火，蓋上鍋蓋，靜置5至10分鐘，濾掉茶葉即可飲用。

○一天飲用2至3杯。

這個處方能對身心發揮功效，緩和甲狀腺機能亢進的自覺症狀。其中山楂葉被稱為「守護心臟的香藥草」，能緩和心悸、喘不過氣、心臟功能低下等症狀。為不安的情緒所苦之時，可利用香蜂花與西番蓮，舒緩不安情緒。另外，由於甲狀腺疾病與身體不適或更年期症狀類似，有時候症狀難以判別，長期有自覺症狀的時候，請務必尋求醫師等專家的協助。

CAUTION
⚠ 甲狀腺機能亢進患者，要避免服用紫錐花等促進免疫功能的植物。

活動困難、缺乏動力、提不起勁……這是甲狀腺荷爾蒙不足，新陳代謝降低所導致的甲狀腺機能低下症。不僅是身體機能，連情緒也處於低落的狀態時，建議飲用能促使兩者活性化的草本茶。即使無法隨時維持良好狀態，但希望能藉由這個處方讓患者重新找回行動力。

草本茶／煎熬法

甲狀腺荷爾蒙失調 2

☑ 甲狀腺機能低下症
☑ 橋本氏甲狀腺炎

【處方、比例】

歐白芷根.............................1
薺菜.................................1
蕁麻葉...............................1
薑...................................1
檸檬馬鞭草...........................1

【處方的重點效果】

歐白芷根：暖身與強身作用
薺菜：幫助排出多餘的水分
蕁麻葉：補充鐵質等礦物質，幫助排出多餘的水分
薑：強身作用
檸檬馬鞭草：強身作用

〔沖泡與飲用法〕
○ 煎熬法／以250ml的水與一湯匙的香藥草為基準，將水與香藥草放入鍋中開火熬煮，沸騰後持續熬煮2分鐘後關火，蓋上鍋蓋，靜置5至10分鐘，濾掉茶葉即可飲用。
○ 一天飲用2至3杯。

這個處方是以具強身作用的香藥草為主，除了提高新陳代謝，同時也能提升身體機能與改善壞情緒。由於甲狀腺荷爾蒙失調也容易造成水腫，透過薺菜與蕁麻葉能幫助排出囤積於體內的多餘水分，而且這些植物也具有舒緩發炎的效用。像是發生甲狀腺積水的甲狀腺囊腫症狀，或是有跟甲狀腺機能亢進症相同的長期自覺症狀時，請務必尋求醫師或專家的協助。

CAUTION
⚠ 攝取過量的碘會造成甲狀腺機能低下，在食用含有碘的海鮮食品時要注意攝取量。

身心疲憊無法消除，早上總是爬不起來……也許是腎上腺疲勞所導致的狀態。皮質醇是由腎上腺所分泌的荷爾蒙，負責應對壓力。如果在日常生活中累積過多壓力，導致腎上腺疲於運作時，在需要消除壓力的關鍵時刻，皮質醇就會有分泌不足的情形。透過能調理腎上腺的草本茶，讓身體慢慢找回能面對壓力的精力吧！

草本茶／煎熬法

覺得無法繼續努力下去的時候

☑ 腎上腺疲勞
☑ 慢性疲勞

【處方、比例】

紅景天............................. 1
刺五加............................. 1
黑醋栗葉.......................... 1
西番蓮............................. 1
問荊 1

【處方的重點效果】

紅景天：適應原、抗憂鬱
刺五加：適應原
黑醋栗葉：抗壓
西番蓮：調節自律神經
問荊：補充礦物質

〔沖泡與飲用法〕
○ 煎熬法／以250ml的水與一湯匙的香藥草為基準，將水與香藥草放入鍋中開火熬煮，沸騰後持續熬煮2分鐘後關火，蓋上鍋蓋，靜置5至10分鐘，濾掉茶葉即可飲用。
○ 早上與中午各飲用1杯。
○ 紅景天具有興奮作用，不要在晚上飲用。

具適應原作用的紅景天與刺五加，能活化腎上腺，讓荷爾蒙正常分泌；黑醋栗葉也具有促進皮質醇分泌的功效。由於腎上腺的疲勞會反映在精神面，所以可透過西番蓮來穩定精神。此外，礦物質是改善疲勞與調節自律神經的重要元素，因此在這個處方裡添加含有豐富礦物質的問荊。

CAUTION
 躁鬱症患者不得飲用紅景天。

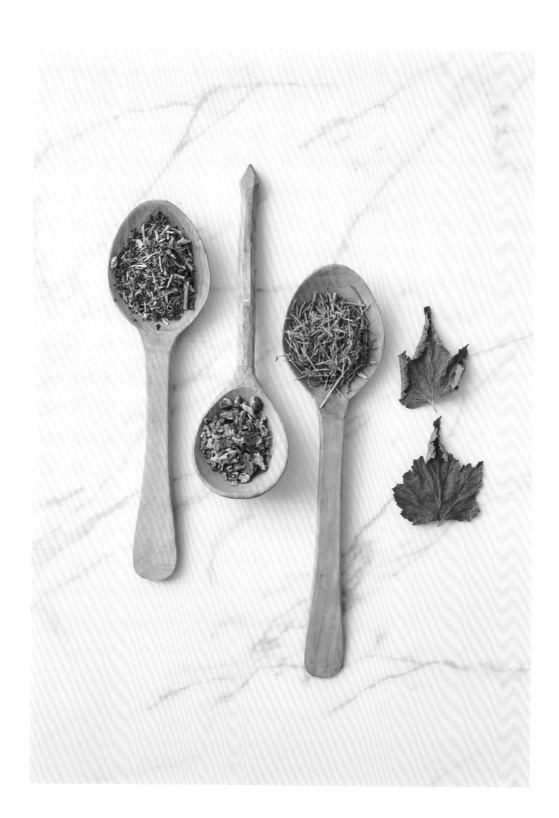

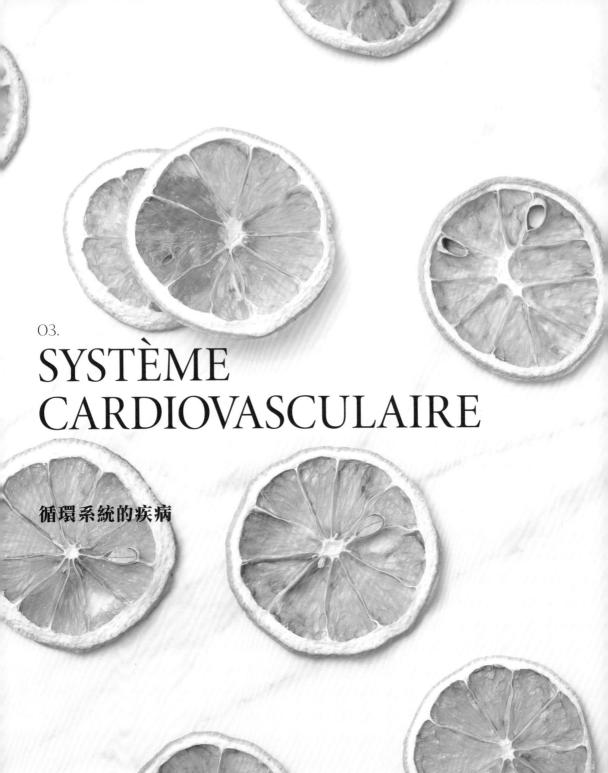

03.
SYSTÈME CARDIOVASCULAIRE

循環系統的疾病

改善血液淤積所導致的症狀

FLUIDIFIER LA CIRCULATION

　　循環系統中的心臟與血管等，是將血液輸送到全身的重要器官。當血液順暢在全身運行時，就能將必要的氧氣與營養輸送到構成各器官的細胞。此外，血液能回收多餘的代謝物，並運送到負責排出廢物的內臟器官，若輸送的功能不佳，會使內臟器官運作功能降低，容易囤積老舊代謝物。血液循環不順，往往會造成身體明顯不適並出現相關症狀，為了改善循環系統的問題，需要透過植物的輔助，消除血液淤積的情形，並順利排出老舊代謝物。

　　另外，透過調理避免造成心臟和血管的負擔，並維持其健康也十分重要。不僅要控制血壓，還要讓血管保持彈性與健康。屬於「冷、燥」性質的植物，大多具有強健靜脈的作用；屬於「溫、燥」性質的植物，特徵則是促進血液流通的順暢。依據個人體質來平衡搭配相對應的植物，就能找出更具效果的處方。由於循環系統也受到自律神經系統的作用所控制，與壓力及睡眠狀態息息相關，雖然任何器官的症狀都和循環系統有關，但保持高品質的睡眠是不可或缺的條件。如果自身有以上的問題，可參考接下來要介紹的處方，運用香藥草來改善相關症狀。

| 使用的主要香藥草

山楂葉

維持心臟健康的香藥草，能強化心臟的幫浦機能，增加流經心臟的血流量，或是維持血管的健康。此外，山楂葉還能維持血壓的正常作用。
▷ GROUPMENT 3

菜薊

自古以來就是作為強肝用途的香藥草，能促進消化功能與肝功能，也具利膽作用，還能促進膽汁分泌。菜薊也能有效改善食慾不振，具有苦味。
▷ GROUPMENT 1,2

水飛薊

能改善肝功能，保護肝臟與再生，可說是專門用來保養肝臟的香藥草。對於肝功能降低造成的頭痛和疲勞等症狀，也能發揮作用。自古以來，水飛薊種子就能用來抑制血壓上升。
▷ GROUPMENT 2

紅葡萄葉

紅葡萄的葉子，擁有優異的抗氧化作用，可強化靜脈並促進血液循環，還能改善血液循環的症狀，緩和血液循環不佳造成的疼痛。
▷ GROUPMENT 4

隨著年紀的增長，高血壓突發的情況也隨之增加。身體若持續處於高血壓的狀態，會加速動脈硬化，造成中風或心臟衰竭等症狀，因此要提前做好調理，避免進入必須服藥的階段。植物療法的目的，與其說是降低血壓，可以想成是維持血壓的正常，並著重於血管的健康，來保護心臟與血管。

草本茶／煎熬法

讓升高的血壓恢復正常

☑ 高血壓
☑ 血壓升高

【處方、比例】

山楂葉	1
橄欖葉	1
椴樹花	1
香蜂花	1
問荊	1

〔沖泡與飲用法〕

○ 煎熬法／以250ml的水與一湯匙的香藥草為基準，將水與香藥草放入鍋中開火熬煮，沸騰後持續熬煮2分鐘後關火，蓋上鍋蓋，靜置5至10分鐘，濾掉茶葉即可飲用。

○ 一天飲用2至3杯／不要在19時以後飲用。

【處方的重點效果】

山楂葉：維持正常的血壓
橄欖葉：抑制血壓上升、保護血管
椴樹花：鎮靜、抑制血壓上升
香蜂花：鎮靜、抑制血壓上升
問荊：改善水腫與高血壓症狀

山楂是維持心臟與血管健康所不可或缺的香藥草之一；橄欖葉除了具有降血壓的作用，也具高度抗氧化作用，能保護血管。血管會隨著年紀增長而逐漸硬化，為了促進血液循環的順暢，並持續保持血管的彈性，要利用香藥草提早做好保養。由於高血壓也容易導致水腫，因此在處方中加入能幫助排出水分的問荊，來預防水腫。

CAUTION

⚠ 高血壓患者禁止服用光果甘草。

即使血壓稍低，只要沒有影響日常生活，其實不用過度在意；但如果擔憂低血壓在未來會引發嚴重症狀或有相關的煩惱時，不妨嘗試利用香藥草來改善體質。透過這個混合處方來補充不足的血液，讓心臟能健康的輸送血液，同時恢復活力與精神。由於食物也能補充營養，所以要積極攝取能溫暖身體的食物。

草本茶／煎熬法　膠囊

從改善體質開始的低血壓調理

☑ 低血壓
☑ 頭重腳輕
☑ 早上起不來

【處方、比例】

刺五加............................ 1
水飛薊的種子.................. 1
迷迭香............................ 1
藥用鼠尾草..................... 1
光果甘草......................... 1

【處方的重點效果】

刺五加：滋養強身
水飛薊的種子：血壓上升
迷迭香：血壓上升、強身
藥用鼠尾草：血壓上升
光果甘草：血壓上升

〔沖泡與飲用法〕

○ 煎熬法／以250ml的水與一湯匙的香藥草為基準，將水與香藥草放入鍋中開火熬煮，沸騰後持續熬煮2分鐘後關火，蓋上鍋蓋，靜置5至10分鐘，濾掉茶葉即可飲用。

○ 早上與白天／一天飲用2至3杯。

〔膠囊〕

琉璃苣油膠囊、月見草膠囊／兩種均屬於溫、濕性質，能保持健康，促進血液維持順暢流動的狀態；建議飯後服用。

由於血液屬於溫、濕的性質，可在處方中搭配能增加血液量的溫、濕性質植物，以及具有強身作用的溫、燥性質植物，並建議同時攝取溫、濕性質的食物。琉璃苣油與月見草等植物油，以及黑橄欖果實、椰棗，都是屬於溫、濕性質的植物。此外，枸杞也具有造血作用，能增進血液健康。

為了將血液從心臟輸送至全身，動脈天生具備柔軟富有彈性的特性。然而，一旦動脈開始受損，就會逐漸失去彈性，並導致血液循環變差，尤其是持續處於高膽固醇值的狀態下，會損傷血管。身體為了進行修復，血管會變得更厚且硬，還會狹窄，導致血液更容易堵塞。因此，在動脈開始硬化前，要利用植物保養，來保持血管的彈性。

草本茶／煎熬法

富有彈性的血管，是維持年輕的祕訣

☑ 預防動脈硬化

【處方、比例】

菜薊 0.5
三色菫.............................. 1
橄欖葉.......................... 1.5
金黃洋甘菊 1
八角 1

〔沖泡與飲用法〕

○煎熬法／以250ml的水與一湯匙的香藥草為基準，將水與香藥草放入鍋中開火熬煮，沸騰後持續熬煮2分鐘後關火，蓋上鍋蓋，靜置5至10分鐘，濾掉茶葉即可飲用。

○早上與晚餐前各飲用1杯。

【處方的重點效果】

菜薊：維持膽固醇值正常
三色菫：淨化血液、促進排出毒素
橄欖葉：保持血管柔軟度
金黃洋甘菊：改善血液循環、血脂正常化
八角：調整風味

這個混合處方除了能軟化血管，也能維持正常的膽固醇值，避免血管變窄。三色菫也經常拿來保養肌膚，是具有淨化血液作用的植物。除了保養血液，還要促進血管的暢通，由於菜薊具有強烈的苦澀味，如果怕難以入口，可以添加少量即可。

足部水腫是相當令人在意的問題，但多數人往往選擇忽略不管；但如果是慢性的水腫，有可能會造成血液淤積和水分停滯的現象。此外，負責將體內代謝後的廢物送回心臟的動脈，其作用也可能會減弱。在演變成下肢靜脈曲張前，請各位努力讓雙腳擺脫水腫，讓雙腳重回輕盈狀態吧！

草本茶／煎熬法　精油

預防下肢靜脈曲張，慰勞辛苦的雙腳

☑ 強健靜脈
☑ 預防下肢靜脈曲張
☑ 腳部水腫

【處方、比例】

紅葡萄葉 1
北美金縷梅 1
貓鬚草 1
問荊 1
杜松子 1

【處方的重點效果】

紅葡萄葉：強健靜脈
北美金縷梅：強健靜脈
貓鬚草：利尿作用
問荊：利尿作用
杜松子：利尿作用

〔沖泡與飲用法〕
○ 煎熬法／以250ml的水與一湯匙的香藥草為基準，將水與香藥草放入鍋中開火熬煮，沸騰後持續熬煮2分鐘後關火，蓋上鍋蓋，靜置5至10分鐘，濾掉茶葉即可飲用。
○ 白天／一天飲用3杯。

〔精油〕
將檸檬、絲柏、刺柏、廣藿香等精油與基底油混合，塗在浮腫的足部，由下至上按摩更具效果。

由於足部距離心臟最遠，靜脈的作用偏弱，容易造成血液淤積。這個混合處方可改善造成雙腳水腫的血液與水分的淤積，除了強健靜脈，還能透過利尿作用幫助身體排出多餘水分的效率。

雖然只是單單的耳鳴，卻分為許多種類，包括金屬聲、低音、蟬鳴聲等，有各式各樣的耳鳴症狀。發生耳鳴的原因大多不明，但透過植物療法能改善耳內的血液循環，提升自律神經系統的功能。藉由植物療法的輔助，同時重新檢視生活的壓力來源等，相信就能改善耳鳴的症狀。

草本茶／煎熬法

想消除耳內的雜音

☑ 耳鳴

【處方、比例】

銀杏葉............................ 1
小蔓長春花 1
黑升麻............................ 1
橄欖葉............................ 1
香蜂花............................ 1

〔沖泡與飲用法〕
○ 煎熬法／以250ml的水與一湯匙的香藥草為基準，將水與香藥草放入鍋中開火熬煮，沸騰後持續熬煮2分鐘後關火，蓋上鍋蓋，靜置5至10分鐘，濾掉茶葉即可飲用。
○ 一天飲用2至3杯。

【處方的重點效果】

銀杏葉：改善末梢血液循環
小蔓長春花：改善末梢血液循環
黑升麻：鎮靜
橄欖葉：改善血液循環
香蜂花：鎮靜

銀杏葉與小蔓長春花能幫助血液順暢輸送至耳朵組織，具有改善組織機能的作用。發生耳鳴的原因，大多來自壓力所造成的自律神經失調，所以這個處方添加了具有鎮靜作用的黑升麻與香蜂花。如果長期發生耳鳴症狀，請務必前往就醫。此外，崩大碗可取代小蔓長春花，西番蓮可取代黑升麻。

CAUTION
 有服用抗凝劑的人，不可同時飲用銀杏葉與小蔓長春花。

平均每三人中就會有一人，在一生中至少會遇到一次痔瘡的問題。痔瘡的成因是靜脈的血液鬱滯、循環不良，因此除了外在的保養，體內的保養會更具效果。具有強健靜脈作用的植物，能提升靜脈血液循環，無論是已經有痔瘡的族群，或是在日後容易得到痔瘡的族群，都可透過這個混合處方來改善或預防。腳部腫脹嚴重者，以及有出血的情形時，也可多加飲用。

草本茶／煎熬法

很多人都會有的肛門症狀煩惱

☑ 痔瘡

【處方、比例】

紅葡萄葉 1
北美金縷梅 1
薺菜 1
斗篷草 1
問荊 1

【處方的重點效果】

紅葡萄葉：強健靜脈
北美金縷梅：強健靜脈
薺菜：止血
斗篷草：止血
問荊：淨化血液、止血

〔沖泡與飲用法〕

○ 煎熬法／以250ml的水與一湯匙的香藥草為基準，將水與香藥草放入鍋中開火熬煮，沸騰後持續熬煮2分鐘後關火，蓋上鍋蓋，靜置5至10分鐘，濾掉茶葉即可飲用。

○ 白天飲用3杯／不要在19時以後飲用。

肛門裡有細微的靜脈分布，當血液循環不良時，會產生靜脈曲張的症狀。首先要保養靜脈，就要讓靜脈更為強健，不讓血液容易淤積。此外，當肛門有出血情形時，可飲用具止血作用的薺菜、斗篷草、問荊，透過混合香藥草處方來改善。此外，如果有便祕的症狀，也容易得到痔瘡，因此要先改善便祕的情形。將煎熬過後的香藥草和汁液放進泡澡桶中，採坐浴的方式，也有不錯的效果。

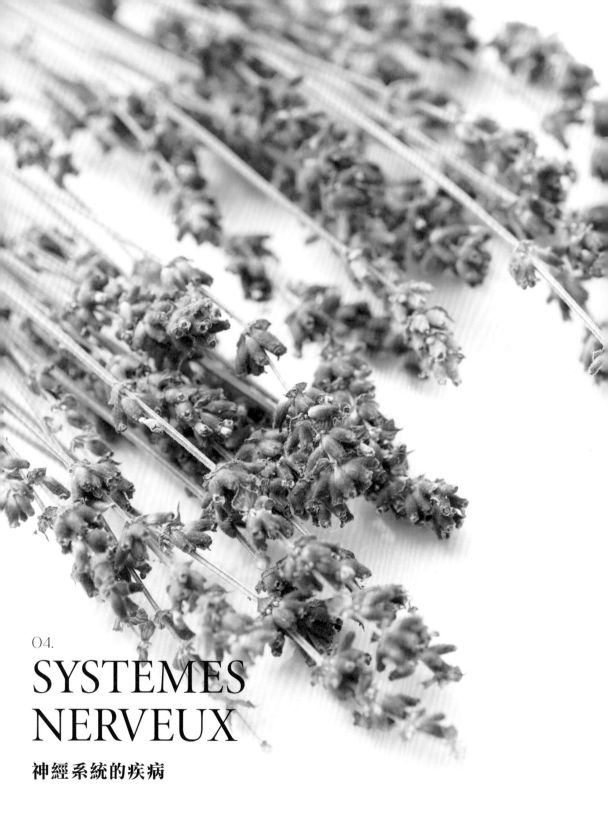

04.

SYSTEMES NERVEUX

神經系統的疾病

改善自律神經失調
造成心理不安的症狀

ÉQUILIBRER LES ÉMOTIONS

　　我想，有很多人在日常生活中會多留意自律神經系統的平衡。自律神經系統是分布在體內所有器官的神經總稱，負責控制內臟的運作、代謝、體溫等身體活動機能，讓人們得以維持生命。

　　一旦處在壓力過度的狀態下，會影響自律神經系統的運作與平衡，引發所謂的「不定愁訴症候群」，也就是身體莫名感到疲勞倦怠，出現原因不明的不適症狀。例如，頭痛、血液循環惡化、消化功能下降、情緒高低起伏、睡眠狀態不佳、免疫功能異常、荷爾蒙平衡產生變化等。雖然是找不出病因的症狀，但如果身體或精神狀態出現異樣時，試著從自律神經系統失調來著手調整，通常都能適時緩解症狀。接下來要介紹因自律神經系統失調所造成的症狀中，具有代表性的症狀。

　　一旦自律神經失調，造成身體或精神開始出現不適症狀時，首先要透過具強身作用的植物，或是具重振精神作用的植物，來減輕不適症狀對身體的傷害。接下來再搭配具適應原作用的植物，讓身體補充能對抗壓力的能量。重新檢視日常的壓力狀態及生活習慣，能幫助你打造具高度抗壓力的體質，也建議在季節交替或忙碌的時期，選擇相對應的香藥草來調理。

| 使用的主要香藥草

刺五加

具適應原作用的植物，能增強身體與精神對抗壓力的適應力，並提升全身機能與活力。

▷ GROUPMENT 9

短舌匹菊

能改善偏頭痛的症狀，緩和偏頭痛或偏頭痛所伴隨的光過敏（日光性皮膚炎）和想吐等症狀。尤其是血流減少所引發的頭痛，或是需要熱敷才能緩解的頭痛，都有不錯的效果。

▷ GROUPMENT 5

纈草

具優異的鎮靜作用與安定精神作用，有助於改善神經性睡眠障礙。纈草還能緩和肌肉緊繃，以及壓力造成的偏頭痛和肩膀痠痛。

▷ GROUPMENT 5

蛇麻

具溫和的鎮靜作用，可緩和緊張和不安情緒，改善自律神經系統失調、夜間清醒症等睡眠問題，以及舒緩腸胃不適的症狀。

▷ GROUPMENT 5,8

貫葉連翹

具抗憂鬱作用，能緩解不安，讓精神趨於穩定，對於改善季節性的憂鬱症也有效果。由於有許多藥物無法與貫葉連翹同時服用，服用前請務必詢問醫師或藥師。

▷ GROUPMENT 5

香蜂花

具鎮靜作用，能緩和神經性興奮，改善壓力過度與身心不安造成的心悸或失眠。此外，對於改善因壓力造成的消化系統不適，也有一定的效果。

▷ GROUPMENT 1,5

迷迭香

有強健血管神經系統的作用，能促進血液循環，並增進代謝的活性來提高活力。想要擺脫疲勞或提高記憶力與集中力時，推薦使用迷迭香。

▷ GROUPMENT 1,9,14

薰衣草

能舒緩不安和緊張情緒，適度放鬆身體。除了可以緩解不安並改善睡眠障礙，對於改善神經性腸胃症狀也有一定效果。

▷ GROUPMENT 5

西番蓮

想要放鬆身心的時候，建議飲用這個香藥草。它能調節自律神經系統的平衡，舒緩不安與壓力，改善壓力造成的失眠和疼痛等症狀。

▷ GROUPMENT 5

百脈根

具有放鬆作用的傳統植物，能改善睡眠品質，調節自律神經系統的平衡，讓精神狀態趨於穩定。

▷ GROUPMENT 5

看似稀鬆平常的日常生活，其實或多或少會承受各種的壓力。不光只有忙碌的工作與人際關係，物理性因素或季節性變化等也會形成壓力。我們的體質時時刻刻都在變化，以適應外在因素，一旦累積過多的壓力時，身體會變得難以適應。這個處方獻給在生活中努力不懈的人，在進入容易產生壓力的時期，可藉由這個混合處方加強身體的抗壓力。

草本茶／煎熬法

希望擁有不輸給壓力的強大體質

☑ 疲勞

☑ 心情低落

☑ 焦慮不安

☑ 失眠

【處方、比例】

刺五加.............................1
香蜂花.............................1
問荊 1
百脈根.............................1
黑醋栗葉.........................1

【處方的重點效果】

刺五加：適應原作用
香蜂花：鎮靜
問荊：補充礦物質
百脈根：鎮靜、抗憂鬱、安定精神
黑醋栗葉：抗壓

〔沖泡與飲用法〕

○煎熬法／以250ml的水與一湯匙的香藥草為基準，將水與香藥草放入鍋中開火熬煮，沸騰後持續熬煮2分鐘後關火，蓋上鍋蓋，靜置5至10分鐘，濾掉茶葉即可飲用。

○白天／一天飲用2至3杯。

○在容易累積壓力的時期，持續飲用效果更佳。

過度的壓力是造成自律神經系統失調的原因，還會引發各種不適症狀。這個混合處方能提升身體機能，打造不會屈服於壓力的強大體質，並且改善自律神經系統平衡失調的情形。百脈根能穩定過度高漲的情緒，調整睡眠節奏，讓原本因壓力而難以入睡的人，擁有更好的睡眠品質。不僅能改善因壓力累積的各種不適症狀，如果未來將面對各種壓力狀況時，也可以飲用本處方來提早預防。

偏頭痛的主要症狀之一，是太陽穴常會有抽痛的情形，偏頭痛若在日常中反覆出現，往往會對生活造成影響，許多人因此感到煩惱。偏頭痛的成因，包括氣壓變化或壓力，或是消化功能或肝臟有症狀所造成，這個混合處方能改善這些原因造成的偏頭痛症狀。除了在疼痛時喝草本茶來舒緩，日常生活中也可以多加飲用，來預防偏頭痛的發生。

草本茶／浸泡法　煎熬法　精油

向惱人的偏頭痛告別

☑ 偏頭痛
☑ 伴隨偏頭痛的噁心、想吐

【處方、比例】

短舌匹菊 1
迷迭香 1
椴樹花 1
貓薄荷 1
薑 1

【處方的重點效果】

短舌匹菊：鎮靜、預防偏頭痛
迷迭香：改善消化、促進肝功能
椴樹花：鎮靜
貓薄荷：鎮靜、鎮痛
薑：改善消化、預防噁心想吐

〔沖泡與飲用法〕

○ 浸泡法或煎熬法／採取浸泡法時，以250ml的水與一湯匙的香藥草為基準，熱水煮沸後將熱水注入茶壺，再加入香藥草，蓋上蓋子浸泡5至10分鐘。若採取煎熬法，以250ml的水與一湯匙的香藥草為基準，將水與香藥草放入鍋中開火熬煮，沸騰後持續熬煮2分鐘後關火，蓋上鍋蓋，靜置5至10分鐘，濾掉茶葉即可飲用。

○ 飯前或空腹時／一天飲用2至3杯。

這個處方除了能緩解頭痛，對於與偏頭痛有關的肝功能狀態和消化功能狀態，也具有一定效果。短舌匹菊具有舒緩疼痛的作用，是用來改善偏頭痛、頭痛、生理痛、關節炎等症狀的植物。如果頭痛伴隨想吐的感覺，可服用有止吐作用的薑。不過，在飯後產生偏頭痛等消化相關頭痛症狀時，如果發現疼痛的前兆，建議要適度控制飲食。

〔精油〕

辣薄荷／能收縮血管，緩和偏頭痛的症狀。使用時滴1滴，塗抹在太陽穴的位置，不要接觸到眼睛。

晚 上到了入睡時間，即使躺在床上卻遲遲睡不著，這時候腦中開始會思考各種事情，反而陷入失眠的惡性循環。此時可以飲用這個混合處方，讓長期受失眠所苦的人可以放鬆身心，晚上能順利入睡。當白天激昂的情緒趨於平穩，夜裡就能自然的進入夢鄉，不再害怕上床。

草本茶／浸泡法

漫漫長夜裡，總是無法 一覺好眠的人

☑ 睡眠障礙
☑ 難以入睡

【處方、比例】

纈草	1
薰衣草	1
橙花	1
果香菊	1
虞美人	1

【處方的重點效果】

纈草：鎮靜、鎮痙、改善入睡、舒緩肌肉緊繃
薰衣草：鎮靜
橙花：鎮靜
果香菊：鎮靜
虞美人：鎮靜、鎮痙

〔沖泡與飲用法〕

○ 浸泡法／以150至180ml的水與接近一湯匙的香藥草為基準，熱水煮沸後將熱水注入茶壺，再加入香藥草，蓋上蓋子浸泡5至10分鐘，濾掉茶葉即可飲用。
○ 晚飯後／飲用1杯。
○ 由於是在夜間飲用，跟其他的處方相比，用量較少。

這個處方能讓白天過度緊繃與情緒高昂的身心，趨於平靜，導向易於入睡的狀態。纈草是幫助入睡的典型香藥草，除了提高睡眠品質，也有助於改善入睡狀態。纈草的特徵是具有強烈的香氣，可搭配其他具有鎮靜作用的香藥草，來中和纈草的味道，讓飲用時更易於入口。虞美人又名荒野罌粟，為雛罌粟的一種，藥用的虞美人是具有優異止咳效果的香藥草，也有助於幫助睡眠。

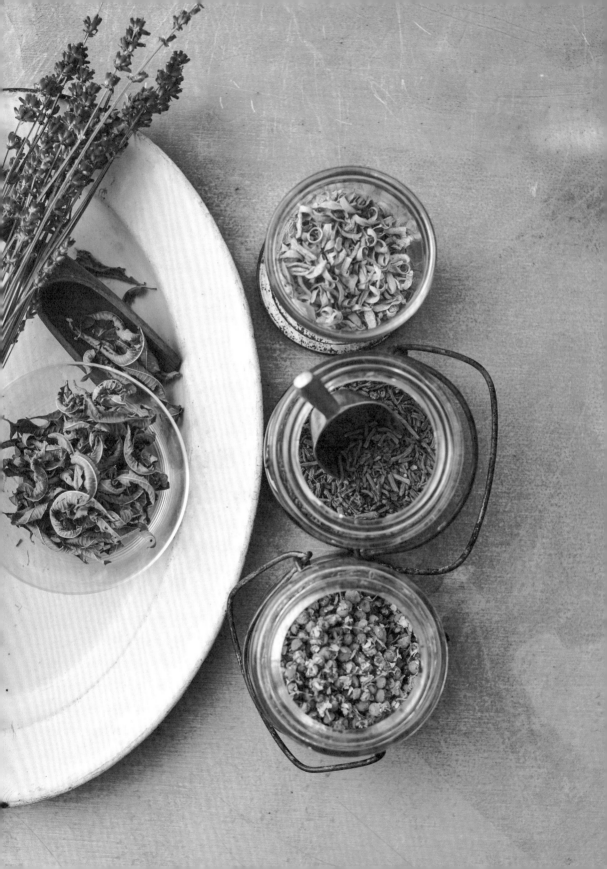

半夜醒來好幾次，早上起床後，絲毫沒有入睡的感覺，也無法消除疲勞。睡眠品質有問題的人，晚上睡覺時，身心往往處於緊張的狀態，因此在睡前可以喝一杯助眠草本茶，藉此放鬆身心，這個混合處方能幫助改善睡眠品質，平衡自律神經系統來達到入睡。

草本茶／浸泡法

想要一覺好眠到早上的人

☑ 睡覺中途清醒
☑ 半夜醒來好幾次
☑ 淺眠
☑ 肩膀痠痛無法入睡

【處方、比例】

纈草 1
蛇麻 1
西番蓮 1
檸檬馬鞭草 1
橙花 1

【處方的重點效果】

纈草：鎮靜、鎮痙、改善入睡、舒緩肌肉緊繃
蛇麻：鎮靜、助眠、改善消化
西番蓮：鎮靜、抑制睡覺中途清醒
檸檬馬鞭草：鎮靜、鎮痙
橙花：鎮靜

〔沖泡與飲用法〕

○ 浸泡法／以150至180ml的水與接近1湯匙的香藥草為基準，熱水煮沸後將熱水注入茶壺，再加入香藥草，蓋上蓋子浸泡5至10分鐘，濾掉茶葉即可飲用。
○ 睡前／飲用1杯。
○ 由於是在夜間飲用，跟其他的處方相比，用量較少。

纈草與蛇麻是改善睡眠品質的絕佳組合，並能藉由植物的鎮靜作用幫助身心放鬆。由於纈草具有舒緩肌肉緊繃的作用，可推薦給常因肩膀痠痛而無法入睡的人飲用。纈草雖然能改善肩膀痠痛，但飲用後可能會有想睡覺的感覺，白天工作或開車前要多加注意。

在眾人面前說話或是參加重要考試時，會感到緊張或不安，而且有心跳加速的感覺，這些都是人體的自然反應。然而面臨關鍵時刻，還是希望能以穩定的身心狀態來面對。在重大日子的前一天飲用這個混合處方，能舒緩不安和緊張的情緒，平常容易緊張或不安的人，也可定期飲用。

草本茶／煎熬法　浸泡法

緩解不安與緊張的情緒

☑ 不安
☑ 緊張

【處方、比例】

西番蓮............................1
山楂葉............................1
香蜂花............................1
墨角蘭............................1
橙花................................1

【處方的重點效果】

西番蓮：抗不安、鎮靜
山楂葉：鎮靜、抗不安、抑制心悸
香蜂花：抗不安
墨角蘭：鎮靜
橙花：鎮靜

〔沖泡與飲用法〕

○煎熬法或浸泡法／採用煎熬法時，以250ml的水與一湯匙的香藥草為基準，將水與香藥草放入鍋中開火熬煮，沸騰後持續熬煮2分鐘後關火，蓋上鍋蓋，靜置5至10分鐘，濾掉茶葉即可飲用。採用浸泡法時，以250ml的水與一湯匙的香藥草為基準，熱水煮沸後將熱水注入茶壺，再加入香藥草，蓋上蓋子浸泡5至10分鐘。

○一天飲用1至3杯。

由於身體與腦部相互連結，當身體緊繃時會造成腦部的緊繃；腦部緊繃時也會造成身體的緊繃。植物的鎮靜作用能緩和身體的緊繃，連帶放鬆腦部，同時消除緊張或不安的情緒。自律神經系統失調的時候，更容易顯現出緊張或不安，建議也要同時調理自律神經系統。

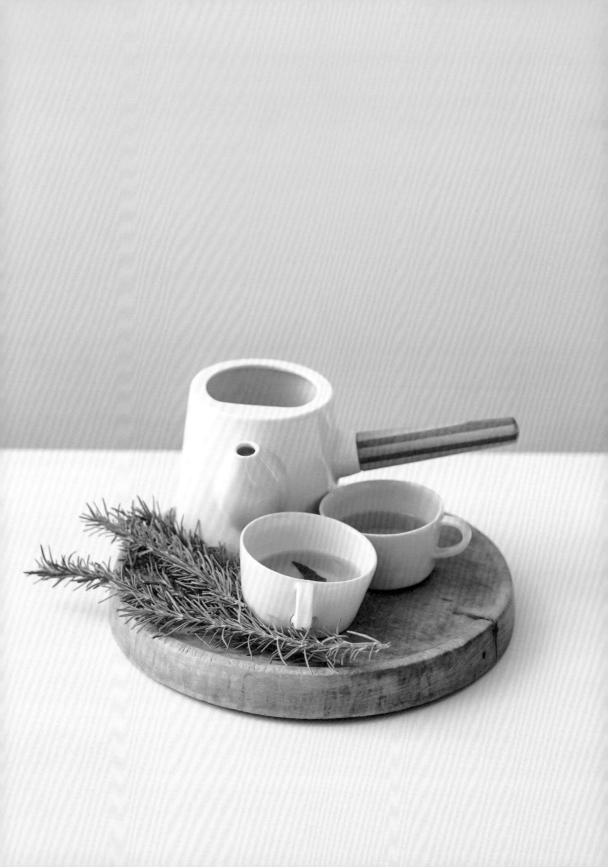

最近感覺缺乏動力、容易感到心情低落，或是情緒不穩定的時候，可以試著飲用這個混合處方。為了避免面臨不得不吃藥的情形，可以牢記這個處方的內容與功效，透過香藥草的力量來改善。這個處方能調整腦神經傳遞質的平衡，緩和情緒低落的的狀態，也能改善因環境變化或季節變遷所導致的情緒低落。相信在香藥草的輔助下，不僅整個人會變得容光煥發，連心情也為之開朗許多。

草本茶／煎熬法

別讓鬱悶的情緒持續惡化

☑ 情緒低落
☑ 抑鬱狀態
☑ 季節性憂鬱症

【處方、比例】

貫葉連翹..........................1
百脈根..............................1
玫瑰花蕾..........................1
橙花..................................1
香蜂花..............................1

【處方的重點效果】

貫葉連翹：抗憂鬱、安定精神
百脈根：鎮靜、抗憂鬱、安定精神
玫瑰花蕾：安定精神
橙花：鎮靜
香蜂花：鎮靜、安定精神

〔沖泡與飲用法〕

○煎熬法／以250ml的水與一湯匙的香藥草為基準，將水與香藥草放入鍋中開火熬煮，沸騰後持續熬煮2分鐘後關火，蓋上鍋蓋，靜置5至10分鐘，濾掉茶葉即可飲用。

○早、晚／各飲用1杯。

○一定要在早上飲用，經常失眠的人可以在傍晚飲用。

貫葉連翹與百脈根可以穩定憂鬱且情緒不佳的精神狀態，是對抗焦慮的知名香藥草。如果無法同時買到這兩種香藥草，也可以使用其中一種。這個混合處方對於改善睡眠障礙也有一定效果，推薦給因情緒不安而導致失眠症狀的人飲用。不過，因為有許多藥物不得與貫葉連翹同時服用，所以若是正在服用某些特定藥物的患者，請務必先詢問醫師或藥師的建議。

CAUTION
⚠ 正在服用某些特定藥物的患者，要特別注意貫葉連翹的禁忌，飲用前先詢問醫師或藥師的建議。

這個混合處方能緩解不安情緒並安定精神，對於不知道何時會發作的恐慌症，也能紓解擔憂的心情。由於具有穩定自律神經系統運作的功效，所以能降低恐慌症發作的機率。因為能與治療並行，可以試著在療程中加入這個香藥草處方。

草本茶／煎熬法　浸泡法

放下對於恐慌症的恐懼

☑ 恐慌症

【處方、比例】

百脈根.............................1
西番蓮.............................1
山楂葉.............................1
香蜂花.............................1
檸檬馬鞭草.....................1

【處方的重點效果】

百脈根：鎮靜、安定精神
西番蓮：抗不安、鎮靜
山楂葉：鎮靜、抗不安、抑制心悸
香蜂花：抗不安
檸檬馬鞭草：鎮靜、抗不安

〔沖泡與飲用法〕

○ 煎熬法或浸泡法／採用煎熬法時，以250ml的水與一湯匙的香藥草為基準，將水與香藥草放入鍋中開火熬煮，沸騰後持續熬煮2分鐘後關火，蓋上鍋蓋，靜置5至10分鐘，濾掉茶葉即可飲用。採用浸泡法時，以250ml的水與一湯匙的香藥草為基準，熱水煮沸後將熱水注入茶壺，再加入香藥草，蓋上蓋子浸泡5至10分鐘。

○ 早、晚／各飲用1杯。

這個處方所列的植物，具有鎮靜、抗不安、安定精神的作用，能緩解不安感與穩定情緒。山楂葉能抑制因恐慌症所產生的心悸，檸檬馬鞭草除了能消除不安，也具有振奮情緒的功效，推薦給常因害怕恐慌症發作，而感到情緒低落者飲用。

過去總是充滿精力，全力以赴進行工作的人，卻在某一天突然像斷線的風箏一般失去熱情與幹勁的話，有可能是罹患身心俱疲症候群（職業倦怠）。這時候除了要好好休息，還要透過植物來刺激身體，找回原有的活力與精神。如果能讓疲乏不堪的腎上腺機能恢復健康狀態，就能產生繼續努力的動力。

№ 030

草本茶／煎熬法

獻給即將燃燒殆盡，一直努力的人

☑ 身心俱疲症候群
☑ 職業倦怠

【處方、比例】

紅景天..........................1
刺五加..........................1
黑醋栗葉..........................1
辣薄荷..........................1
光果甘草..........................1

〔沖泡與飲用法〕

○ 煎熬法／以250ml的水與一湯匙的香藥草為基準，將水與香藥草放入鍋中開火熬煮，沸騰後持續熬煮2分鐘後關火，蓋上鍋蓋，靜置5至10分鐘，濾掉茶葉即可飲用。

○ 早、晚／各飲用1杯。

【處方的重點效果】

紅景天：適應原、強身、刺激、恢復疲勞
刺五加：適應原、強身、恢復疲勞、腎上腺活性化
黑醋栗葉：腎上腺活性化
辣薄荷：刺激、重振精神
光果甘草：抗壓、腎上腺活性化

這個混合處方可提升腎上腺機能，加強腎上腺分泌能對抗壓力的荷爾蒙與皮質醇，並透過紅景天與刺五加這兩種適應原植物，來強化全身機能。尤其是紅景天可提升多巴胺神經傳遞質的功效，幫助找回熱情與幹勁。光果甘草具有抗憂鬱作用，能讓人保持愉悅的心情。

CAUTION ⚠ 躁鬱症患者不得服用紅景天，高血壓患者禁止服用光果甘草。此外，同時服用光果甘草與中藥藥材的甘草時，也要多加注意。

05

LES INFÉCTIONS

傳染病所造成的疾病

透過植物調理來增加抵抗力，打造不敗給細菌與病毒的好體質

AUGMENTER LES DÉFENSES NATURELLES

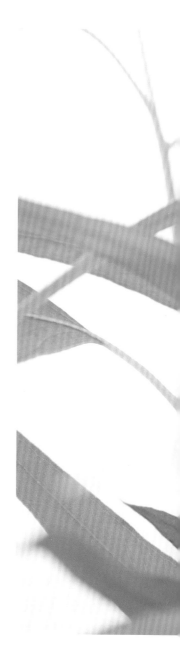

　　接下來要介紹在日常生活中常見的傳染病相關處方，感冒是其中的例子。剛有感冒症狀時，如何採取有效的應對方式，顯得相當重要。如果家中有準備香藥草植物，在尚未前往醫院治療的初期，就能自行照護，有效防止感冒惡化。一旦身體產生發燒、咳嗽、痰、鼻水等氣管黏膜分泌物時，代表身體的免疫功能正在運作，試圖將病毒或細菌排出體外，這些症狀是你的免疫功能正在戰鬥的證據。

　　為了早日康復，需要利用植物療法來活化免疫功能，提升對抗病毒或細菌的能力。同時藉由具有抗菌或抗病毒作用的植物，來防止病菌入侵體內。植物療法並不會抑制分泌物的產生，主要作用是緩解分泌物的滯留情形，促進流動，幫助將異物排出體外，還能舒緩疼痛和發炎，減輕傳染病的症狀。有時，光靠單一處方就能產生如此多樣化的效果，可說是植物療法的優勢。我們可以運用植物所擁有的多樣作用來提升自我治癒力，一邊減輕不適症狀，同時讓身心恢復健康的狀態。如果還能事先準備精油，對抗病菌的策略就更加萬全，也能兼顧預防到恢復的過程。然而，若長期持續有不適症狀，有可能會發展為重症，請務必前往就醫。

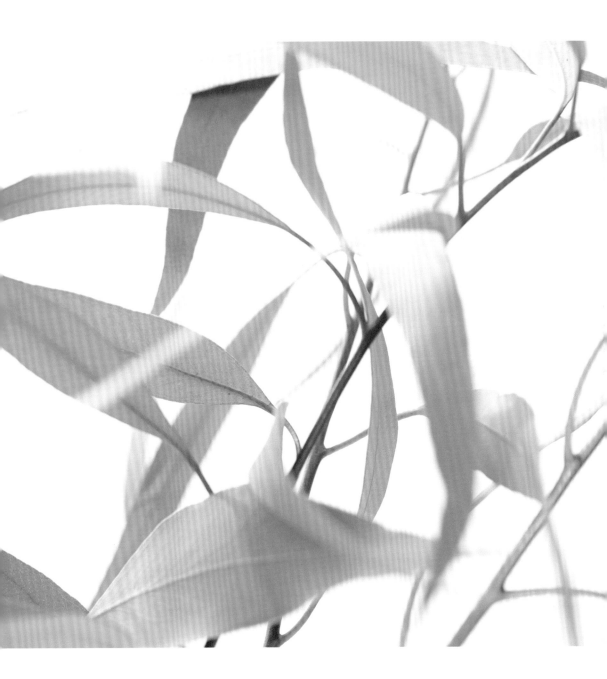

| 使用的主要香藥草

藥用鼠尾草

除了有抗菌、抗發炎作用，也具有促進消化與強身等各種作用，能調節出汗狀態、舒緩喉嚨發炎、退燒等，對於傳染病的各種症狀皆有一定效用。

▷ GROUMENT 8

百里香

具有優異抗菌與抗病毒作用的香藥草，能舒緩呼吸系統的症狀，鎮痙與去痰作用顯著，能有效止咳與去痰。

▷ GROUMENT 6

尤加利

具有優異的抗菌與去痰作用，可舒緩感冒造成的喉嚨發炎、支氣管炎、鼻塞等症狀，並能預防流感及幫助身體康復。

▷ GROUMENT 6

熊果

自古以來就拿來當作尿道發炎時消毒用的香藥草，由於具有抗菌與抗發炎作用，能預防膀胱、尿道、腎臟發炎等傳染病，並舒緩不適症狀。

▷ GROUMENT 10

牛至

帶有清涼感的香氣，能改善因壓力造成的呼吸困難、呼吸較淺等呼吸系統不適症狀，對於改善肌肉痙攣、頭痛，對於促進消化等也有一定的效果。

▷ GROUPMENT 1,9

紫錐花

具抗菌與抗病毒作用，能預防感冒、流感，單純疱疹病毒等傳染病，或是舒緩初期症狀。由於紫錐花能增強免疫力，感覺體力下滑的時候可多加使用。

▷ GROUMENT 6

長葉車前

具有鎮咳、去痰、抗發炎作用，緩解伴隨咳嗽、有痰的喉嚨不適症狀和呼吸系統症狀。長葉車前還能促進體內排出毒素的健全化，並能降低血糖。

▷ GROUMENT 2

辣薄荷

經活化後能發揮鎮靜作用的珍貴香藥草，可改善消化系統的不適，促進肝臟功能並改善呼吸系統症狀。

▷ GROUPMENT 1

帚石楠

具抗菌、抗發炎、利尿、尿道消毒作用，可舒緩尿道炎和膀胱炎等泌尿系統傳染病症狀，還能預防結石。

▷ GROUPMENT 10

羅勒

能促進消化與改善胃部不適，具有抗菌、鎮痙、鎮痛的作用，能有效舒緩因傳染病造成的腸胃各種症狀。此外，羅勒清新的香氣還能暢通呼吸器官。

▷ GROUPMENT 1

因 感冒導致全身發冷或是開始發燒的時候，可以飲用此草本茶，防止感冒症狀惡化。透過這個植物混合處方的發汗作用，能達到退燒的作用，在容易得到感冒的季節，可常備這些植物，有備無患。

草本茶／浸泡法

剛罹患感冒，有發燒症狀時

☑ 感冒
☑ 發燒

【處方、比例】

百里香............................1
旋果蚊子草 1
椴樹花............................1
接骨木花........................1
茴香 1

【處方的重點效果】

百里香：抗菌、抗病毒、抗發炎
旋果蚊子草：退燒、抗發炎
椴樹花：發汗、退燒
接骨木花：抗病毒、發汗、退燒
茴香：止咳、去痰

〔沖泡與飲用法〕

○ 浸泡法／以250ml的水與一湯匙的香藥草為基準，熱水煮沸後將熱水注入茶壺，再加入香藥草，蓋上蓋子浸泡5至10分鐘。

○ 飯前、餐間／一天飲用2至3杯。

百里香、椴樹花、接骨木花、茴香是屬於溫、濕性質的香藥草，具有促進發汗的作用，能幫助身體退燒。旋果蚊子草屬於冷、燥的性質，在身體發熱的時候同樣能幫助降溫。此外，薰衣草也屬於熱、燥性質，具備發汗與退燒作用，可用來替代這個處方中的其他植物，或是加進本處方中。

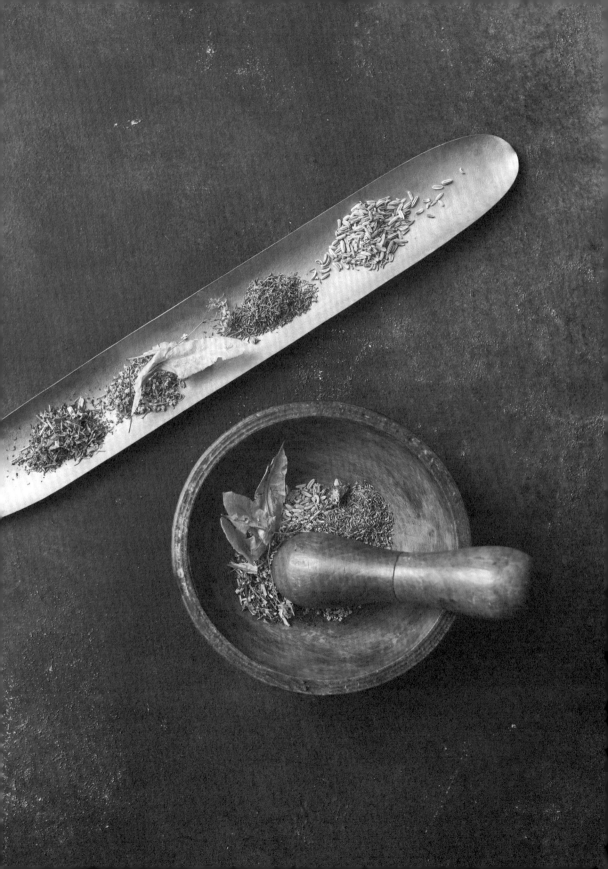

若感覺喉嚨疼痛，就要馬上飲用這個預防感冒的混合處方。以喉嚨為首的呼吸器官，容易接觸到外界的病毒，一旦病毒侵入體內，身體的免疫機能會在黏膜發揮作用，因此造成發炎或喉嚨痛等症狀。建議可透過具有抗菌與抗發炎作用的植物，在引發更嚴重的感冒之前，加以改善症狀。

草本茶／浸泡法　酊劑

對抗從喉嚨開始侵入的感冒

☑ 感冒
☑ 喉嚨痛

【處方、比例】

藥用鼠尾草 1
紫錐花............................. 1
黑莓葉............................. 1
藥蜀葵根........................... 1
光果甘草........................... 1

〔沖泡與飲用法〕
○ 浸泡法／以250ml的水與一湯匙的香藥草為基準，熱水煮沸後將熱水注入茶壺，再加入香藥草，蓋上蓋子浸泡5至10分鐘。
○ 感覺喉嚨疼痛或不舒服的時候／一天飲用2至3杯。

〔酊劑〕
蜂膠酊劑／蜂膠具抗菌與抗氧化作用，也有活化細胞的作用，能幫助身體恢復機能。使用液體或噴霧形式的蜂膠酊劑，直接噴在喉嚨上，更加方便，也可服用蜂膠喉糖。

【處方的重點效果】

藥用鼠尾草：抗菌、抗病毒、抗發炎
紫錐花：免疫活化
黑莓葉：收斂、抗發炎
藥蜀葵根：保護黏膜作用
光果甘草：抗發炎、保護黏膜

除了常見的喉嚨痛，若感覺喉嚨不舒服或乾癢時，都可飲用這個混合處方。本處方含有能對抗感冒病毒的植物，以及能滋潤喉嚨的植物，可保養喉嚨並預防感冒造成的身體健康惡化。紫錐花的免疫活化作用，能增強身體的防禦力。此外，可滋潤喉嚨黏膜的植物，大多屬於濕性質，可以將草本茶放涼後用來漱口，也有不錯的效果。

當異物進入體內時，身體的自然機制是透過咳嗽來排出異物，與其一直壓抑自己不要咳嗽，不如直接咳出來，這樣更能幫助身體恢復。但若咳嗽時帶出痰，代表異物沒有順利排出，這時候要利用香藥草來讓痰液變成順利排出的狀態，以緩解咳嗽症狀。

草本茶／煎熬法

感冒造成咳嗽帶痰的時候

☑ 感冒造成的咳嗽

【處方、比例】

百里香..............................1
長葉車前..........................1
毛蕊花..............................1
赤松芽..............................1
尤加利..............................1

【處方的重點效果】

百里香：抗菌、抗病毒、止咳、去痰
長葉車前：止咳、去痰
毛蕊花：去痰、抗發炎
赤松芽：止咳、去痰
尤加利：止咳、去痰

〔沖泡與飲用法〕
○ 煎熬法／以250ml的水與一湯匙的香藥草為基準，將水與香藥草放入鍋中開火熬煮，沸騰後持續熬煮2分鐘後關火，蓋上鍋蓋，靜置5至10分鐘，濾掉茶葉即可飲用。
○ 一天飲用2至3杯。

如有因分泌過剩而使黏度升高的分泌物（成為痰的黏液），這個混合處方能促進分泌物的流動，打造容易排出異物的狀態。毛蕊花與赤松芽都具有高度抗發炎作用，能保護因痰造成負擔的喉嚨。由於感冒使喉嚨乾燥，不斷咳嗽時，可在處方中添加具有增進黏液質作用的錦葵花、藥蜀葵根、光果甘草等植物。

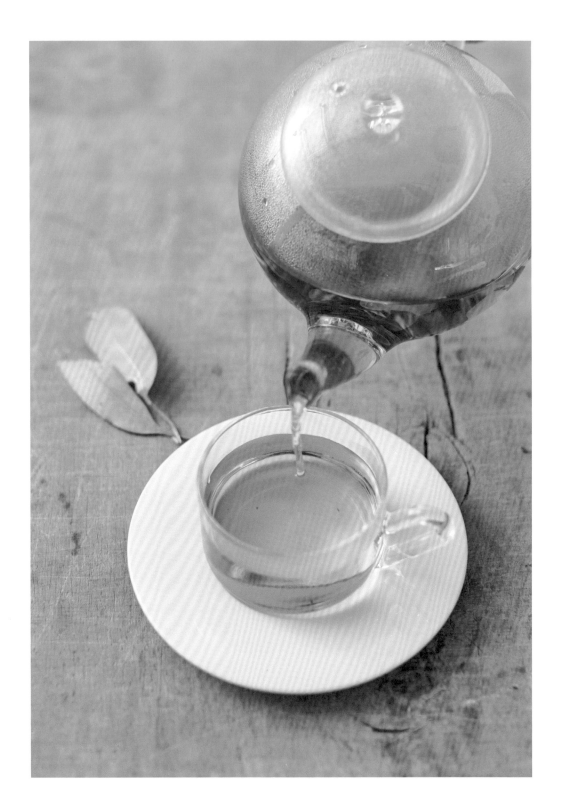

這個混合處方能讓鼻子恢復舒爽暢通，若長期有流鼻水與鼻塞的症狀，會導致頭腦昏昏沉沉，或是欠缺集中力，得積極改善症狀，才能提高生活的品質。除了抑制鼻內黏膜的浮腫和發炎，還要透過抗過敏作用的植物來防止產生大量的鼻水。

草本茶／浸泡法

鼻子不適感到煩惱

☑ 因感冒產生的鼻水

☑ 過敏性鼻炎與鼻水

☑ 鼻塞

【處方、比例】

尤加利............................1.5
辣薄荷.............................. 1
百里香............................1.5
錦葵花............................0.5
赤松芽.............................. 1

〔沖泡與飲用法〕
○ 浸泡法／以250ml的水與一湯匙的香藥草為基準，熱水煮沸後將熱水注入茶壺，再加入香藥草，蓋上蓋子浸泡5至10分鐘，濾掉茶葉即可飲用。
○ 感覺流鼻水較嚴重時／一天飲用2至3杯。

【處方的重點效果】

尤加利：抗過敏、消除鼻黏膜瘀血
辣薄荷：抗過敏、消除鼻黏膜瘀血
百里香：抗菌、抗過敏、抗發炎
錦葵花：緩和黏膜發炎
赤松芽：抗發炎、消除呼吸器官瘀血

鼻塞是黏膜浮腫所造成的症狀，感冒導致的鼻水，則是因為透過病毒讓鼻黏膜發炎後所產生的反應。若有過敏性鼻炎的症狀時，鼻內也會產生鼻水，來排除造成過敏的原因。這個混合處方可對應以上的症狀，搭配的香藥草處方以辣薄荷為首，大多具有清涼的香氣，可藉由草本茶的香氣來暢通鼻子。

膀胱炎是細菌侵入膀胱所產生的發炎症狀，且大多是腸內細菌或陰道細菌滋生所造成。由於膀胱炎容易復發，若症狀惡化會讓細菌侵入腎臟，引發腎盂腎炎，若平常就感覺到有不適症狀，要及早預防與保養。體質易於復發膀胱炎的人，要利用草本茶來預防；在治療後還是感到不適症狀的人，也可以定期飲用，以改善症狀。

草本茶／煎熬法

容易復發的膀胱炎

☑ 膀胱炎
☑ 治療膀胱炎後
☑ 預防膀胱炎

【處方、比例】

熊果 1
帚石楠 1
杜松子 1
蕁麻葉 1
歐蓍草 1

【處方的重點效果】

熊果：殺菌、利尿
帚石楠：殺菌、利尿
杜松子：殺菌、利尿、抗發炎
蕁麻葉：利尿
歐蓍草：抗發炎、殺菌、利尿

〔沖泡與飲用法〕
○煎熬法／以250ml的水與一湯匙的香藥草為基準，將水與香藥草放入鍋中開火熬煮，沸騰後持續熬煮2分鐘後關火，蓋上鍋蓋，靜置5至10分鐘，濾掉茶葉即可飲用。
○開始產生症狀之時：白天／一天飲用1公升（當作喝水來喝）
○預防、治療後：白天／一天飲用2杯。

這個混合處方是透過植物的利尿作用來促進排出功能，同時藉由抗菌作用來抑制細菌。熊果被稱為是天然的尿道消炎藥，是改善膀胱炎所不可或缺的香藥草，但要避免長期連續飲用，如果是預防膀胱炎的用途，請遵守「飲用3個星期，休息1個星期」的循環。由於膀胱炎容易復發，建議要從改善基本體質做起。手腳發冷和壓力會造成免疫力降低，也容易引發膀胱炎，要多加注意。

如果發生伴隨想吐、腹瀉、肚子痛等症狀的腸胃炎，首先請前往就醫，並以少量多次的方式飲用口服電解質補充液（Oral Rehydration Solution），等到感覺症狀比較輕微了，就可以試著開始飲用草本茶。持續有症狀的時候，可運用本處方來舒緩腸胃炎的各種症狀，幫助身體回復。

草本茶／浸泡法

病毒入侵的腸胃型感冒

☑ 感染性腸胃炎

【處方、比例】

牛至 1
羅勒 1
茴香 1

〔沖泡與飲用法〕

○ 浸泡法／以250ml的水與一湯匙的香藥草為基準，熱水煮沸後將熱水注入茶壺，再加入香藥草，蓋上蓋子浸泡5至10分鐘，濾掉茶葉即可飲用。

○ 以身體狀況能飲用為前提，分成多次，喝下少量。

【處方的重點效果】

牛至：抗菌、鎮痙、鎮痛
羅勒：抗菌、鎮痙、鎮痛
茴香：鎮痙、鎮痛、抗菌

這三種香藥草能緩解腸胃炎造成的想吐、腹瀉、腹痛等症狀，而且牛至、羅勒、茴香都還具有優異的抗菌作用，能舒緩腸胃炎引發的各類症狀。但如果一口氣喝下整杯草本茶，可能會產生噁心想吐的感覺，建議分成多次，喝下少量。此外，如果是細菌引發的食物中毒，可能會有導致重症的危險性。一旦身體出現症狀時，不要自行判斷病因，請務必前往就醫。

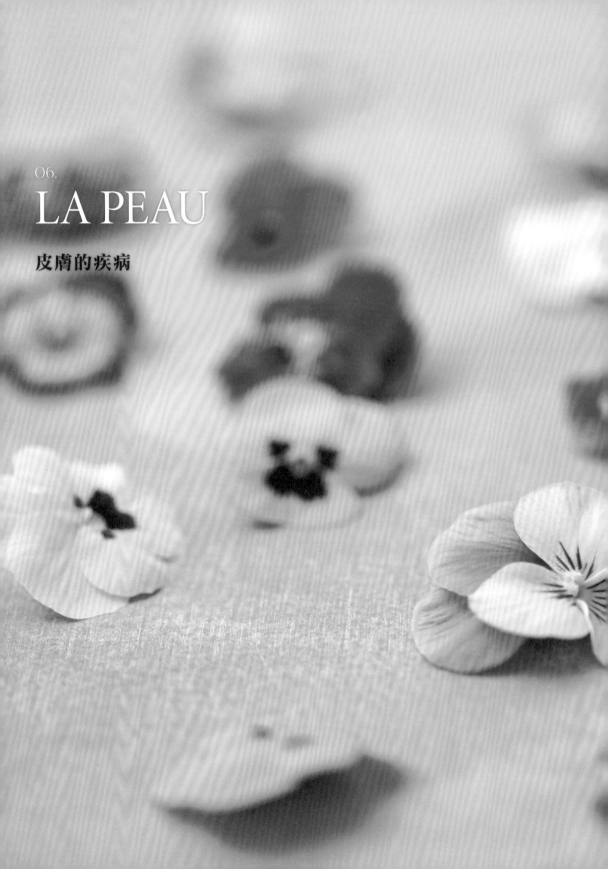

06.

LA PEAU

皮膚的疾病

藉由香藥草對體內產生作用，塑造健康無症狀的皮膚

PURIFIER LA PEAU

　　曾在第二章曾提過，皮膚也是人體的排泄器官之一，如果體內的解毒排出機能正常運作，皮膚通常只會排出汗水等少許的老舊代謝物，也不會引發不適症狀。然而，如果肝臟、腎臟、腸道等主要負責解毒與排出的器官功能降低，或是有造成器官的過度負擔的狀況，就會讓老舊代謝物停留在皮膚組織中，並阻礙新陳代謝的正常化，甚至引起發炎。換言之，當皮膚產生某些症狀時，代表體內的某個器官運作功能下降，或是產生疾病，或者有老舊代謝物堆積的情形。

　　以下的混合處方是以促進解毒與排出功能的植物為中心，避免毒素危害肌膚。在這些植物中，有些植物還能抑制皮膚的發炎情形。仔細觀察混合處方，會發現這些有助於美肌的香藥草，大多都具有保養肝臟和腎臟的作用，還能提升解毒與排出的功能。建議不妨多加搭配，從體內排毒徹底做起，充分保養肌膚。

　　此外，要消除皮膚的症狀或防止症狀復發，還要注意飲食內容與壓力，Omega 3、6、9的必須脂肪酸也有助於抑制發炎及調整皮膚狀態，在運用植物進行保養時，可以多加搭配Omega 3、6、9的必須脂肪酸。

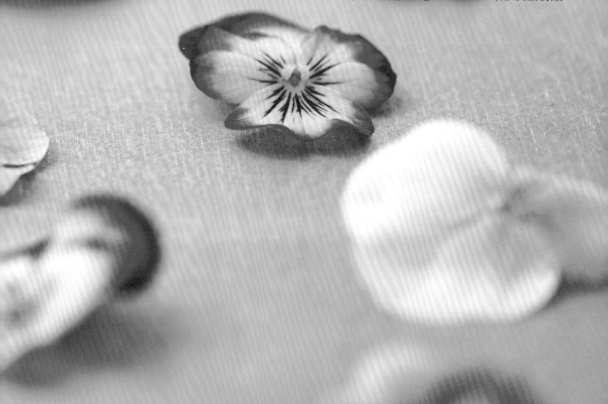

| 使用的主要香藥草

蒲公英根

具優異的解毒作用，能幫助淨化體內，含有豐富的膳食纖維，膳食纖維則是體內益菌的餌食。由於蒲公英根能調節腸內環境，所以有利於調整皮膚狀態。

▷ GROUPMENT 2

三色堇

又名野三色堇，是大花三色堇的原種；可促進淨化血液，維持肌膚健康，對於緩和肌膚發炎也有一定效果。

▷ GROUPMENT 2

長葉車前

可促進排出毒素的健全化，並改善呼吸系統的不適，抑制肌膚的發炎，並透過組織引流作用來防止毒素堆積於肌膚，達到淨化肌膚的效果。

▷ GROUPMENT 2

胡桃葉

淨化皮膚的香藥草，能改善血液循環，進而幫助將毒素排出皮膚。由於具有抗發炎作用，也能改善肌膚的發炎情形。此外，胡桃葉還有維持消化系統機能正常運作的作用。

▷ GROUPMENT 4

金黃洋甘菊

又被稱為肝臟保護者的香藥草，對於提升血液循環，尤其是名為微循環的末端血液循環有一定作用，能幫助血液順暢輸送至手腳末端。

▷ GROUPMENT 2,3,4

金盞花

具有優異的抗發炎及抗菌作用，可幫助修復皮膚和黏膜。金盞花也具有促進膽汁分泌的作用，能提升肝臟機能。

▷ GROUPMENT 2,8,13

錦葵花

含有豐富的黏液，能保護黏膜與皮膚。錦葵花還具有鎮靜、軟化、抗發炎作用，能抑制肌膚發炎，軟化肌膚並加強保濕。

▷ GROUPMENT 12

牛蒡根

具優異的解毒作用，能排出肝臟與腎臟的毒素，透過排毒效果來舒緩皮膚的症狀。

▷ GROUPMENT 2

一枝黃花

具有收斂、抗氧化、抗發炎的作用，能舒緩皮膚的過敏性症狀。此外，一枝黃花也有助於緩解腎臟、膀胱、尿道的發炎。

▷ GROUPMENT 2

銀杏葉

具有促進血液循環的作用，能提升微循環之末端血液機能，並能改善耳鳴、頭暈、憂鬱症等症狀。

▷ GROUPMENT 3,4

提 到如何改善臉上長痘痘的情形？其實是依膚質與肌膚狀態而異，但無論是何種類型的肌膚，首先最重要的是重整體內環境。這個混合處方不僅能改善皮膚狀況，還能提升腸道的毒素排出功能，對於無毒素堆積的解毒與排出功能產生作用。由於處方含有能抑制皮脂分泌過剩的植物，對於皮脂分泌過剩或臉泛油光的膚質，能提供最有效的保養。

草本茶／煎熬法　黏土面膜

淨化油性肌膚，消除令人在意的痘痘

☑ 油性肌膚的痘痘、粉刺

☑ 皮脂分泌過度的肌膚

【處方、比例】

蒲公英根 1
金盞花 1
杜松子 1
蕁麻根或葉 1
百里香 1

【處方的重點效果】

蒲公英根：促進排出毒素機能正常化、調整皮脂分泌
金盞花：抗發炎
杜松子：促進排出毒素機能正常化、調整皮脂分泌
蕁麻根或葉：抑制男性荷爾蒙過度分泌的影響
百里香：抗菌、抗發炎

〔沖泡與飲用法〕

○ 煎熬法／以250ml的水與一湯匙的香藥草為基準，將水與香藥草放入鍋中開火熬煮，沸騰後持續熬煮2分鐘後關火，蓋上鍋蓋，靜置5至10分鐘，濾掉茶葉即可飲用。

○ 白天／一天飲用2至3杯。

〔黏土面膜〕

綠泥面膜／黏土粉加水溶解攪拌成泥狀，塗上厚厚一層在整個臉部或痘痘部位，等待15分鐘後，在黏土尚未乾燥前洗掉黏土。黏土的吸附作用能去除多餘的皮脂，有助於抑制發炎。

這是特別針對皮膚與腸道保養的排毒混合處方，油性肌膚是皮脂分泌過剩的狀態，蒲公英根與杜松子具有抑制皮脂過度分泌的作用。皮脂堵塞毛孔後會產生痘痘，並造成發炎，這時候金盞花可以發揮抗發炎作用。由於男性荷爾蒙的分泌量也與皮脂分泌息息相關，在處方中添加了蕁麻根，能發揮調整荷爾蒙分泌的作用。

這個混合處方能改善乾燥肌膚，但肌膚明明極為乾燥，為什麼還是長痘痘？這是因為乾燥的肌膚變得更加敏感，或是肌膚的代謝週期失調，導致毛孔容易堵塞。肌膚的代謝週期失調，追根究柢是體內代謝失調。這時候可透過香藥草的調理，從體內滋潤肌膚，讓囤積的毒素順暢且容易排出。

草本茶／煎熬法　膠囊　黏土面膜

淨化乾燥肌膚，消除令人在意的痘痘

☑ 乾燥肌膚的痘痘、粉刺

☑ 乾燥肌膚

【處方、比例】

三色堇.............................. 1
錦葵花.............................. 1
蕁麻葉.............................. 1
玫瑰果.............................. 1
歐蓍草.............................. 1

【處方的重點效果】

三色堇：促進排出肌膚毒素
錦葵花：保濕、抗發炎
蕁麻葉：促進排出毒素機能的正常化、補充礦物質
玫瑰果：維他命C、含豐富有機酸
歐蓍草：促進排出毒素機能的正常化、改善肝功能

〔沖泡與飲用法〕
○ 煎熬法／以250ml的水與一湯匙的香藥草為基準，將水與香藥草放入鍋中開火熬煮，沸騰後持續熬煮2分鐘後關火，蓋上鍋蓋，靜置5至10分鐘，濾掉茶葉即可飲用。
○ 白天／一天飲用2至3杯。

除了促進排出毒素，這個混合處方還能補充礦物質，幫助肌膚的代謝週期正常化，加上以冷、濕性質的香藥草為中心，重點是不會讓肌膚變得過於乾燥。含有豐富礦物質的蕁麻葉與豐富維他命C的玫瑰果，能提高鐵質的吸收力，推薦給肌膚血色不佳的人飲用。

〔膠囊〕
月見草油／具優異的保濕作用，能修復體內皮膚組織與維持健康，建議飯後立刻服用。

〔黏土面膜〕
粉泥土或白泥面膜／將灰黏土粉加水溶解攪拌成泥狀，在整個臉部或痘痘部位塗上厚厚一層，並等待15分鐘後，在黏土尚未乾燥硬化前洗掉黏土。黏土的吸附作用能去除多餘的皮脂，有助於抑制發炎，並補充皮膚組織的礦物質，促進肌膚活性化。

這是能從體內淨化皮膚的混合處方。皮膚是身體的排泄器官之一，健康的情況下，身體會透過皮膚能順暢的排出毒素。然而，當排泄功能不佳時，原本從肝臟、腎臟、腸所排出的毒素增多，並囤積在皮膚時，會造成濕疹或發炎等皮膚症狀。

草本茶／煎熬法

改善皮膚的發炎症狀

☑ 皮膚濕疹
☑ 發炎造成臉部泛紅

【處方、比例】

長葉車前............................ 1
牛蒡根............................... 1
蒲公英根............................ 1
歐蓍草............................... 1
金盞花............................... 1

〔沖泡與飲用法〕
○ 煎熬法／以250ml的水與一湯匙的香藥草為基準，將水與香藥草放入鍋中開火熬煮，沸騰後持續熬煮2分鐘後關火，蓋上鍋蓋，靜置5至10分鐘，濾掉茶葉即可飲用。
○ 飯前／一天飲用2至3杯。

【處方的重點效果】

長葉車前：抗發炎、組織引流作用
牛蒡根：排出毒素功能正常化、改善腸內環境
蒲公英根：排出毒素功能正常化、改善腸內環境
歐蓍草：排出毒素功能正常化、改善腸內環境
金盞花：抗發炎、改善肝功能

這個混合處方著重於我在第2章所介紹的解毒與排出功能，長葉車前能抑制肌膚的發炎，幫助排出囤積於體內組織的毒素和代謝廢物。這個處方雖然能促進排出毒素，但有時候症狀會有暫時惡化的可能性，可一邊觀察症狀狀態，並持續飲用3個星期。

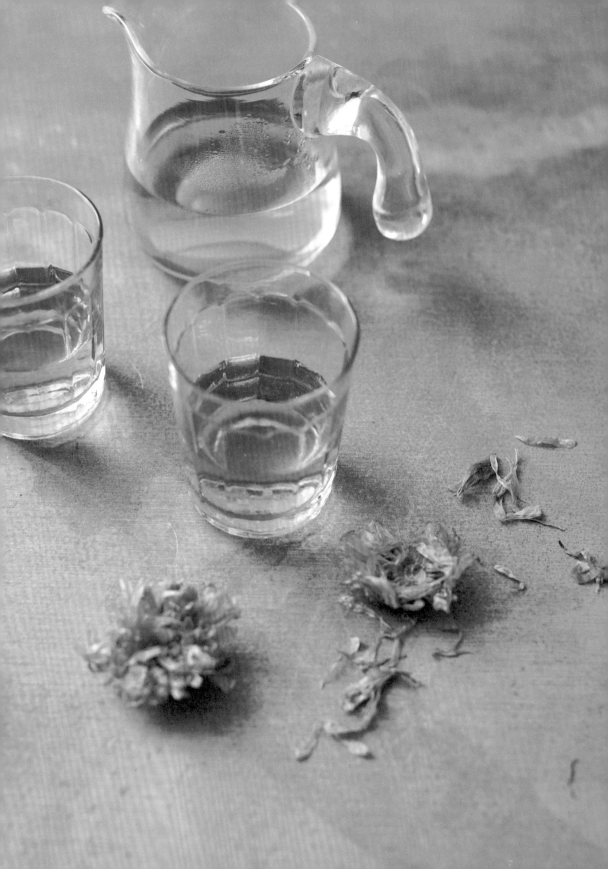

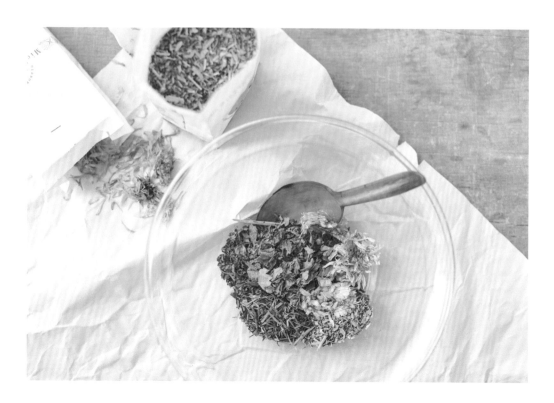

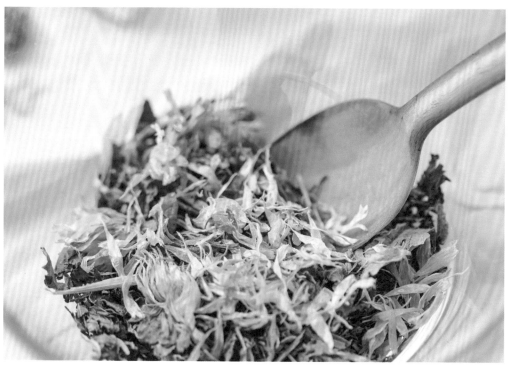

乾癬是皮膚泛紅、角質層變厚，產生皮屑容易剝落的症狀。皮膚的新陳代謝過於旺盛，因而產生角質變厚的情形，這其實也與免疫功能異常有關。植物療法可改善免疫功能過度旺盛的體質，並促進組織器官的排出功能，減輕皮膚的症狀。

草本茶／煎熬法

改善引發乾癬的體質

☑ 乾癬（尋常性乾癬）

【處方、比例】

蒲公英根...........................1
牛蒡根..............................1
三色菫..............................1
蕁麻葉..............................1
金盞花..............................1

【處方的重點效果】

蒲公英根：排出毒素功能正常化、改善腸內環境
牛蒡根：排出毒素功能正常化、改善腸內環境
三色菫：排出毒素功能正常化、抗發炎
蕁麻葉：排出毒素功能正常化
金盞花：抗發炎、改善肝功能

〔沖泡與飲用法〕
○ 煎熬法／以250ml的水與一湯匙的香藥草為基準，將水與香藥草放入鍋中開火熬煮，沸騰後持續熬煮2分鐘後關火，蓋上鍋蓋，靜置5至10分鐘，濾掉茶葉即可飲用。
○ 餐間／一天飲用2至3杯。

屬於黏液質體質的人，容易罹患免疫系統的疾病，可透過這個混合處方來改善偏向黏液質的體質。這個處方的主要效果是促進組織的引流作用（排出毒素），來預防發炎惡化，並對腸內環境的平衡產生作用，進而維持免疫功能的正常。有相關症狀時，請務必前往就醫，找出最合適的治療方式，同時積極地改善自身的體質。

CAUTION
 有乾癬症狀的人，禁止服用紫錐花等具活化免疫功能作用的植物。

有很多成年人也會因異位性皮膚炎所苦，異位性皮膚炎往往造成皮膚嚴重發癢，導致睡眠品質降低，或有情緒焦躁不安等情形。此外，有時候壓力也會讓異位性皮膚炎惡化。這個植物混合處方除了幫助舒緩皮膚發炎的情形，也能提高身體的抗壓力，減輕令人難受的發癢困擾與精神上的折磨。

草本茶／煎熬法

成年人的異位性皮膚炎肌膚調理

☑ 異位性皮膚炎

【處方、比例】

刺五加.............................. 1
胡桃葉.............................. 1
一枝黃花........................... 1
三色堇.............................. 1
紫花風鈴木 1

【處方的重點效果】

刺五加：適應原
胡桃葉：抗發炎、抑制過度出汗
一枝黃花：抗發炎
三色堇：抗發炎
紫花風鈴木：抗發炎

〔沖泡與飲用法〕

○ 煎熬法／以250ml的水與一湯匙的香藥草為基準，將水與香藥草放入鍋中開火熬煮，沸騰後持續熬煮2分鐘後關火，蓋上鍋蓋，靜置5至10分鐘，濾掉茶葉即可飲用。

○ 飯前或餐間／一天飲用2至3杯。

這個處方以可抑制皮膚發炎並緩解發癢的植物為中心，再添加具有適應原作用的刺五加，面對壓力所造成症狀惡化，或是發癢所導致的壓力等，讓身體能對抗這些情形。一枝黃花與三色堇具有利尿作用，藉由溫和的排毒效果，盡可能抑制體內毒素對於肌膚的影響。此外，調節腸內環境，也有助於改善異位性皮膚炎的症狀。

CAUTION

 這個處方為成年人專用，有異位性皮膚炎的兒童不得服用。

即將迎接寒冷的季節時，就可以準備這個處方來應對。凍瘡是身體受寒後局部血液循環所面臨的障礙，由於身體末梢的血液循環正在惡化，所以如果發現凍瘡的症狀，就要留意血液與血管的狀態。趕緊透過這個植物混合處方來溫暖腳尖，度過一個不會因凍瘡而煩惱的舒適冬天吧！

草本茶／煎熬法　精油

每到冬天必定會有凍瘡症狀的人

☑ 凍瘡
☑ 末梢冰冷

【處方、比例】

金黃洋甘菊 1
銀杏葉............................. 1
肉桂 1
玫瑰果............................. 1
檸檬皮............................. 1

〔沖泡與飲用法〕
○ 煎熬法／以250ml的水與一湯匙的香藥草為基準，將水與香藥草放入鍋中開火熬煮，沸騰後持續熬煮2分鐘後關火，蓋上鍋蓋，靜置5至10分鐘，濾掉茶葉即可飲用。
○ 一天飲用2至3杯。

〔精油〕
檸檬、薑、肉桂等／精油能促進血液循環，暖活身體。將檸檬、薑、肉桂等與基底油混合後，塗在指尖或腳尖部位，建議以金盞花油或海棠油作為基底油。

【處方的重點效果】

金黃洋甘菊：改善微循環
銀杏葉：改善微循環
肉桂：促進血液循環、抗氧化、抗發炎
玫瑰果：含豐富維他命C
檸檬皮：改善血液循環

這個混合處方能促進血液順暢流動，改善末梢血液循環，同時強化血管韌性。金黃洋甘菊與銀杏葉的改善微循環作用，主要功能是增進微血管與前後經由身體各處的動脈、微靜脈等細小血管之血液循環。此外，維他命C也是強化血管所不可或缺營養素，因此在本處方中添加了玫瑰果。

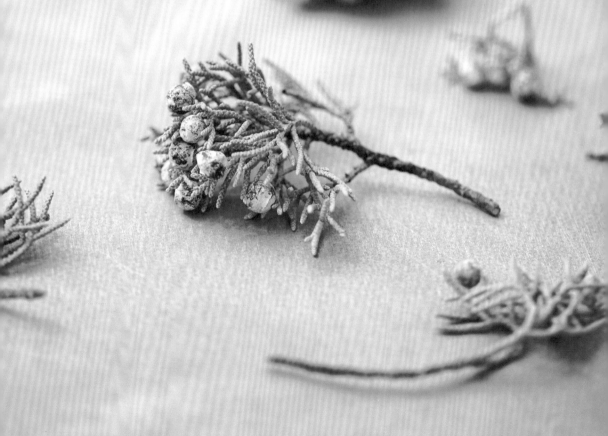

07.

ARTICULATIONS ET OS

關節與骨頭的疾病

身體各處的疼痛會
降低生活品質

APAISER LES DOULEURS

　　疼痛是身體不舒服且令人感到難受的症狀，即使症狀輕微，一旦身體某個部位產生疼痛，就會導致生活品質降低，人不僅會變得懶得活動，壓力也會逐漸累積。同樣的，壓力也是讓疼痛繼續惡化的原因。大自然中有許多植物具有抗發炎作用，如果是輕微的疼痛，在不吃止痛藥的前提下，可以運用植物來調理。

　　那麼，造成疼痛的主因為何？像是腎臟無法順暢排出毒素和代謝廢物，或是構成毒素的發炎性物質（刺痛毒素）囤積於體內，就容易引發疼痛或發炎。這時候要利用能對腎臟產生作用的植物，避免造成體內發炎的物質囤積於體內。此外，手腳冰冷，也就是血液循環惡化，也是引發疼痛的原因。建議可在處方中加入能促進血液循環與溫暖身體的植物，效果更佳。

▎使用的主要香藥草

魔鬼爪

具強效的消炎與鎮痛作用，能幫助舒緩類風濕性關節炎和關節疼痛。魔鬼爪則是南非原產的植物根莖。
▷ GROUPMENT 7

旋果蚊子草

含有阿斯匹靈原料之一的水楊酸成分，是具有優異鎮痛作用的香藥草。此外，旋果蚊子草也具有抗發炎作用，能緩解關節炎、胃炎等身體各種疼痛。
▷ GROUPMENT 7

蕁麻葉

能促進代謝功能，幫助排出體內的代謝廢物和尿酸。含有豐富的鐵質等礦物質，無論是淨化血液或對造血來說，皆有不錯功效，想淨化體內時可選擇使用。
▷ GROUPMENT 2

問荊

含有豐富的礦物質，能補充體內礦物質，還能透過利尿作用促進代謝，強化腎臟功能，以改善水腫和關節痛等症狀。
▷ GROUPMENT 7

隨著年齡的增長，令人感到無奈的症狀之一是膝蓋、肩膀、髖關節等關節的疼痛。特別是血液循環不良，或體內囤積過多水分時，就容易引發這些症狀。此外，軟骨也會隨著年齡增長而磨損，這也是關節疼痛的原因。可運用能幫助軟骨形成與鎮痛的植物混合處方，維持健康的關節，讓您隨心所欲地走遍想去的地方。

草本茶／煎熬法

阻礙行動力的關節疼痛

☑ 關節疼痛

【處方、比例】

魔鬼爪	1
旋果蚊子草	1
問荊	1
白柳	1
紅葡萄葉	1

【處方的重點效果】

魔鬼爪：鎮痛、抗發炎
旋果蚊子草：促進排出多餘水分、鎮痛、抗發炎
問荊：促進排出多餘水分、抗發炎、補充礦物質
白柳：鎮痛、抗發炎
紅葡萄葉：促進血液循環

〔沖泡與飲用法〕
○ 煎熬法／以250ml的水與一湯匙的香藥草為基準，將水與香藥草放入鍋中開火熬煮，沸騰後持續熬煮2分鐘後關火，蓋上鍋蓋，靜置5至10分鐘，濾掉茶葉即可飲用。
○ 一天飲用2至3杯。

透過這個處方能抑制造成疼痛的發炎症狀，幫助身體排出容易囤積於發炎部位的多餘水分。問荊含有豐富礦物質，能幫助軟骨的形成，魔鬼爪的作用則是抑制發炎，在民間療法中也經常拿來治療關節炎和類風濕性關節炎。搭配其他具有鎮痛作用的植物，相信能有效減輕關節疼痛的情形。但如果持續發生疼痛，或是產生紅腫時，請務必前往就醫。

CAUTION
⚠ 這個處方要避免與消炎鎮痛劑一起服用。對阿斯匹靈過敏者，或是正在服用低劑量阿斯匹靈者，也要避免服用本處方。有胃部、十二指腸潰瘍、胃炎、膽結石症狀者，或是懷孕與哺乳期間的女性，不得飲用魔鬼爪。

在關節疼痛的類型中，造成類風濕性關節炎的原因是免疫異常使組織發炎，主要症狀是關節變形或劇烈疼痛，好發於女性族群。類風濕性關節炎的初期症狀是早上雙手僵硬，或是感覺身體發熱或疲軟。若有不適症狀，建議及早就醫。植物療法能舒緩疼痛與保養軟骨，也能促進體內排出功能的正常化。此外，對於關節以外組織的發炎也有效果。

草本茶／煎熬法

減緩類風濕性關節炎的惡化

☑ 類風濕性關節炎
☑ 結締組織疾病

【處方、比例】

蕁麻葉........................... 1
問荊 1
歐洲白蠟樹 1
樺樹葉........................... 1
黑醋栗葉......................... 1

〔沖泡與飲用法〕

○ 煎熬法／以250ml的水與一湯匙的香藥草為基準，將水與香藥草放入鍋中開火熬煮，沸騰後持續熬煮2分鐘後關火，蓋上鍋蓋，靜置5至10分鐘，濾掉茶葉即可飲用。

○ 一天飲用3至4杯。

【處方的重點效果】

蕁麻葉：補充礦物質、抗發炎、促進腎臟排出功能
問荊：補充礦物質、抗發炎
歐洲白蠟樹：補充礦物質、抗發炎、促進腎臟排出功能
樺樹葉：補充礦物質、抗發炎、促進腎臟排出功能
黑醋栗葉：抗發炎

除了運用這個混合處方來抑制發炎，還可藉由蕁麻葉、問荊、歐洲白蠟樹、樺樹葉等含有豐富礦物質的植物，幫助負擔過度的關節形成軟骨。此外，類風濕性關節炎也與腎功能降低等腎臟疾病有關，可多加使用能促進腎臟排出功能的植物，維持腎臟的正常運作。建議可在處方中加入具鎮痛、抗發炎作用的旋果蚊子草。

人體的骨骼會反覆進行新陳代謝，斷裂的部位也會因再生能力作用下，隨著時間逐漸復原。這個混合處方有助於骨骼的恢復，再搭配可舒緩發炎的植物，就能減輕骨折後的疼痛和紅腫惡化。如果有骨質疏鬆症等骨骼強度降低的問題，也可藉由這個處方來改善。

草本茶／煎熬法

啊！骨折了……
打造更為健康的骨骼

☑ 骨折
☑ 預防骨質疏鬆症

【處方、比例】

魔鬼爪	1
問荊	1
蕁麻葉	1

【處方的重點效果】

魔鬼爪：抗發炎、鎮痛
問荊：補充礦物質
蕁麻葉：補充礦物質

〔沖泡與飲用法〕

○ 煎熬法／以250ml的水與一湯匙的香藥草為基準，將水與香藥草放入鍋中開火熬煮，沸騰後持續熬煮2分鐘後關火，蓋上鍋蓋，靜置5至10分鐘，濾掉茶葉即可飲用。

○ 一天飲用2至3杯。

這個混合處方可補充骨折後的礦物質，幫助骨骼再生。發生骨折後會出現發炎症狀，因而感到疼痛；魔鬼爪對於抑制疼痛與發炎有極佳的功效。等到疼痛或紅腫消退，可以不用添加魔鬼爪，只飲用問荊與蕁麻葉的草本茶。如果沒有骨折症狀，想要提高骨骼密度來預防骨質疏鬆症的時候，也可多加飲用添加問荊與蕁麻葉的草本茶。

CAUTION
⚠ 有服用非類固醇抗發炎藥的人，在混合植物處方中不得添加魔鬼爪。此外，有胃部、十二指腸潰瘍、胃炎、膽結石症狀者，或是懷孕與哺乳期間的女性，不得飲用魔鬼爪。

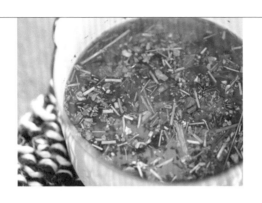

高齡者的保養與植物療法

隨著年齡的增長，身體各部位會出現衰退或各種變化，這是無法避免的情形，但如果能延緩衰退的時間，就是一件值得開心的事情。不僅是高齡者，在面對身體隨著年齡增長所產生的變化時，都相當推薦飲用草本茶。身體隨著年齡增長，容易發生的症狀包括關節疼痛、睡眠變淺，在半夜或清晨會自動醒來，耳朵或眼睛的不適症狀，以及頻繁上廁所或容易便祕等。另一方面，即使上了年紀依舊保持健康狀態的人，大多食慾旺盛且排便順暢，心胸寬大，處世泰然。無論何時，身心都能取得平衡的狀態，是極為理想的類型。

法國有很多高齡者，長年來會定期造訪巴黎的香藥草藥局，他們看起來活力充沛，持續以樂觀的態度讚頌人生。為了維持身心的健康，植物療法是安心且可靠的保養方式之一。為了避免健康狀況突然惡化，在居家生活中準備一些值得信賴的植物，是享受人生的最佳管道。有些人上了年紀後，為了治療疾病，往往得服用大量的藥物，在服用藥物的期間，如果想採取植物療法，要注意某些植物會增強或減弱藥物的藥效。因此，在飲用草本茶前請務必詢問主治醫師或藥師。

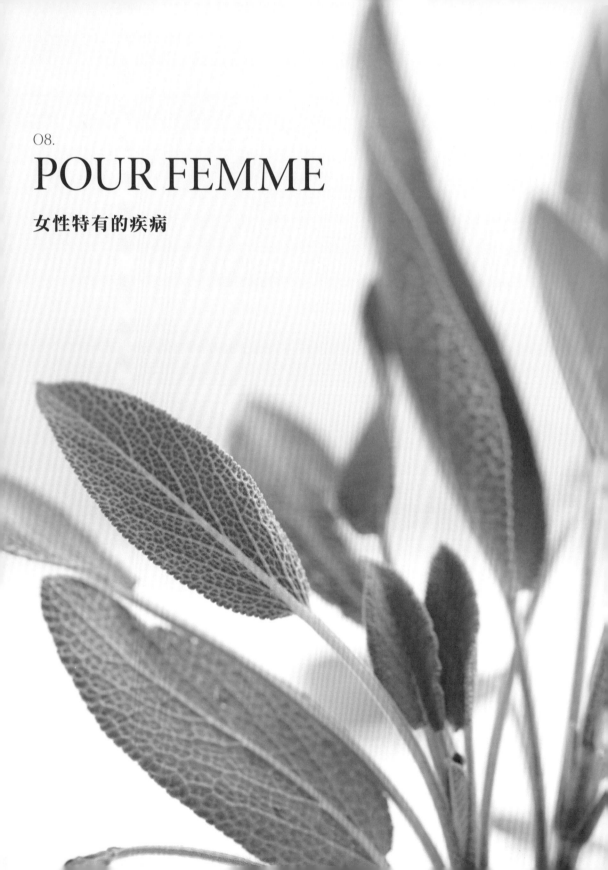

08.

POUR FEMME

女性特有的疾病

女性的身體會持續變化，
需選擇適合當下身體狀態
的保養方式

EQUILIBRE HORMONAL DE LA FEMME

再來要介紹改善生理症狀、子宮疾病、懷孕、更年期等，女性特有煩惱的處方。某些植物能發揮與女性荷爾蒙相似的作用，當女性荷爾蒙失調時，就能透過植物的作用來加以改善，接下來會屢次出現這類的植物。此外，還要再次強調避免血流堵塞，以及提升排出毒素和代謝廢物功能的重要性。肝臟的功能與女性荷爾蒙的平衡更是息息相關，透過這些能對子宮以外部位發揮作用的植物，即可找到解決各種煩惱的最佳處方。

初經來臨時，趁年輕的時候，如果能找出一些能穩定生理期情緒的方式，對於日後面臨生理期時會有極大的幫助。像是懷孕與更年期的到來等，在女性的一生中，身體還會面臨幾個重大變化的時期，如果能了解每個時期所需的必要保養，無論在哪個時期，都能度過舒適且健康的生活。

平常還要多加留意身體在生理期的變化，某些疾病的症狀有可能會反映在身體狀態的變化上，經常有經痛的人，請務必著重身體的保養。即使沒有自覺症狀或特別感到擔心的地方，仍建議每年前往婦產科進行一至兩次的定期健康檢查。

| 使用的主要香藥草

覆盆子葉

專門針對產前準備的香藥草,具有類孕酮的功效,能調節荷爾蒙的平衡。由於具有鎮靜、鎮痙、收斂、抗發炎的作用,能緩解疼痛。

▷ GROUPMENT 8

聖潔莓

能調節女性荷爾蒙分泌,並具有類孕酮的功效。可改善經痛、月經週期、經前症候群等症狀,並舒緩停經前的症狀。

▷ GROUPMENT 8

蛇麻

具溫和的鎮靜作用和類雌激素功效,能調節荷爾蒙平衡,舒緩不孕的煩惱和更年期造成的各類症狀,也能減輕緊張和不安感。

▷ GROUPMENT 5,8

紅葡萄葉

能強化靜脈功能並促進血液循環,改善腳部水腫和痔瘡等懷孕期間的症狀,同時幫助恢復,而且紅葡萄葉含有豐富的抗氧化作用。

▷ GROUPMENT 4

斗篷草

能幫助調節女性荷爾蒙平衡的香藥草,也具有收斂、止血、抗發炎、消炎、調經等作用,適用於各種女性懷孕症狀。

▷ GROUPMENT 8

歐蓍草

具有類孕酮的功效,以及鎮痙、抗發炎、止血的作用,也能刺激子宮的血液循環。此外,歐蓍草有助於舒緩經期不順、月經血量過多、子宮相關等症狀。

▷ GROUPMENT 1,8

歐白芷根

能幫助女性恢復精神的香藥草之一,具有促進血液循環的功效,可溫暖身體並幫助調節荷爾蒙平衡。對於增進更年期的精力與預防體力衰退,皆有效果。

▷ GROUPMENT 1,8

金盞花

具抗發炎作用,能舒緩經痛等生理期疼痛。此外,金盞花也具有調經和溫暖身體的作用,幫助消除女性的生理期問題。

▷ GROUPMENT 2,8,13

蒲公英根

能抑制雌激素過度分泌,幫助調節荷爾蒙平衡。具有優異的解毒作用,還能調節腸內環境。

▷ GROUPMENT 2

黑升麻

是帶有調節荷爾蒙分泌與類雌激素功效的香藥草,能幫助改善更年期自律神經系統失調所造成的症狀,對於鎮靜情緒也有一定的作用。

▷ GROUPMENT 8

一般女性的正常月經週期是25至38天，明明以往週期都是固定的，但如果突然發現月經遲到或是週期不規律的時候，有可能是荷爾蒙失調所造成。手腳冰冷或壓力大也是導致生理期不順的原因，可透過植物療法選擇能調節荷爾蒙平衡的植物，或利用植物從骨盆腔內開始改善全身的血液循環，以維持規律的月經週期。

草本茶／煎熬法

經期不規律，月經較晚到

☑ 生理期不順

☑ 月經週期經常偏離正常的25至38天

【處方、比例】

覆盆子............................1
歐蓍草............................1
聖潔莓............................1
艾草 1
金盞花............................1

【處方的重點效果】

覆盆子葉：調節荷爾蒙平衡、補充礦物質
歐蓍草：類孕酮作用
聖潔莓：調節荷爾蒙平衡、類孕酮作用
艾草：調經、淨血、造血、溫暖身體
金盞花：調經、抗發炎、溫暖身體

〔沖泡與飲用法〕

○ 煎熬法／以250ml的水與一湯匙的香藥草為基準，將水與香藥草放入鍋中開火熬煮，沸騰後持續熬煮2分鐘後關火，蓋上鍋蓋，靜置5至10分鐘，濾掉茶葉即可飲用。

○ 一天飲用2至3杯。

利用這個混合處方來調節荷爾蒙平衡，並增進血液循環吧！歐蓍草與聖潔莓具有類似女性荷爾蒙的孕酮作用，可維持荷爾蒙的正常機能。當身體發冷或產生壓力時，會造成血液循環不佳的情形，因此在這個處方中添加艾草與金盞花來調養，兩種香藥草都具有催經的作用。不過，如果月經超過三個月沒來，請務必前往婦產科檢查。

CAUTION

⚠ 這個處方不可與複合口服避孕藥併用。此外，在中止服用複合口服避孕藥後，如果有月經週期不規律的情形，就將處方中的聖潔莓移除，先觀察三個月，確認經期是否恢復正常。

生理期來臨前，感覺自己好像變了一個人。每個人的經前症候群症狀都不相同，包括焦慮和憂鬱等精神症狀、食慾變得旺盛、肌膚粗糙、水腫、胸部腫脹、頭部發熱、頭痛、想吐等。等到生理期到來後，以上症狀會變得輕微，這些生理期前的不適症狀，身體無法自行控制，但可以先用草本茶來調養。

草本茶／煎熬法

舒適度過生理期前的日子

☑ PMS（經前症候群）

【處方、比例】

歐白芷根 1
歐蓍草 1
斗篷草 1
聖潔莓 1
香蜂花 1

【處方的重點效果】

歐白芷根：強身、鎮靜、促進血液循環、調節荷爾蒙平衡
歐蓍草：類孕酮作用、鎮痙、抗發炎、改善肌膚粗糙
斗篷草：類孕酮作用
聖潔莓：調節荷爾蒙分泌、類孕酮作用
香蜂花：鎮靜、鎮痙

〔沖泡與飲用法〕

○ 煎熬法／以250ml的水與一湯匙的香藥草為基準，將水與香藥草放入鍋中開火熬煮，沸騰後持續熬煮2分鐘後關火，蓋上鍋蓋，靜置5至10分鐘，濾掉茶葉即可飲用。

○ 一天飲用2至3杯。

女性荷爾蒙的高低會隨著月經週期而變化，特別是從排卵到月經到來的期間（黃體期）所產生的劇烈起伏變化，也與經前症候群的發生息息相關。因此，在運用香藥草的時候，需依照自身的體質來改善。這個處方可調節荷爾蒙分泌的平衡，幫助改善體質，進而舒緩經前症候群的各種症狀。如果有腹部腫漲的症狀，可在處方中添加茴香；水腫症狀變得嚴重的人，可在處方中添加紅葡萄葉。

開始考慮要生小孩的時候，身體是否已經做好準備了呢？當身體的機能處於疲憊的狀態時，就很難迎接新的生命。想要受孕的人，可以先參考第62頁所介紹的全面保養混合處方，定期保養身體。如果感到難以受孕時，相信這個處方能成為您的後盾，並藉由處方中的植物，來調節荷爾蒙平衡，將身體調整為易於受孕的狀態。

草本茶／煎熬法

打造易於受孕的體質

☑ 不孕

【處方、比例】

蛇麻 1
聖潔莓 1
香蜂花 1
覆盆子葉 1
蕁麻葉 1

【處方的重點效果】

蛇麻：類雌激素作用、鎮靜
聖潔莓：調節荷爾蒙分泌、排卵正常化
香蜂花：鎮靜、舒緩壓力
覆盆子葉：補充礦物質，讓胚胎更易於在子宮內膜著床
蕁麻葉：補充鐵質等礦物質

〔沖泡與飲用法〕
○ 煎熬法／以250ml的水與一湯匙的香藥草為基準，將水與香藥草放入鍋中開火熬煮，沸騰後持續熬煮2分鐘後關火，蓋上鍋蓋，靜置5至10分鐘，濾掉茶葉即可飲用。
○ 早、晚餐前／一天飲用2杯。

這個混合處方適用於沒有不孕症等相關疾病的女性，來做好懷孕前的萬全準備。這些植物可調節荷爾蒙的平衡分泌，並幫助調整子宮內部狀態，打造易於受孕的體質。如果是遲遲無法受孕的人，建議先檢查壓力來源與睡眠狀態。蛇麻與香蜂花能抑制焦躁和不安情緒，也有助眠的功效。但是，如果已經找出不孕的確切原因，可針對原因來選擇對應的處方。

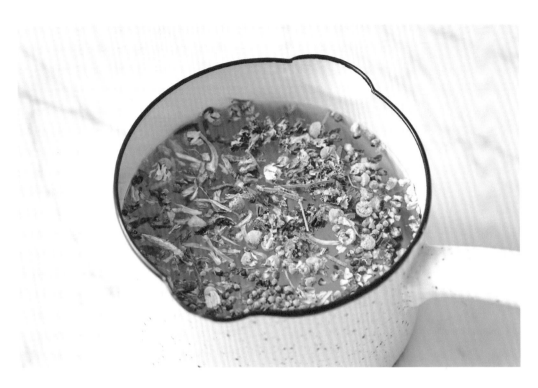

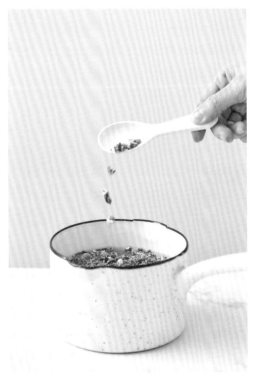

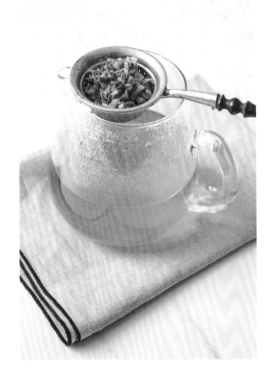

女性懷孕後會先發生孕吐，母體會接連產生各種變化。懷孕期間發生的症狀，即使不會造成母子的危險，卻依舊會讓孕婦感到不適。以下是懷孕期間容易發生的症狀，同時介紹改善症狀的簡易處方，希望孕婦能在生產前度過舒適且健康的寶貴時光。

草本茶／浸泡法

懷孕期間的不適症狀

☑ 孕吐
☑ 胃食道逆流
☑ 水腫
☑ 痔瘡

【處方、比例】

孕吐

辣薄荷.............................1
薑.............................1
香蜂花.............................1

這個植物混合處方能抑制想吐症狀，讓胃部恢復平靜狀態。

胃食道逆流

香蜂花.............................1

除了具促進消化的作用，也能抑制胃酸過多。

水腫

蕁麻葉.............................1
紅葡萄葉.............................1

蕁麻葉能促進身體排出水分，紅葡萄葉的促進靜脈血流功效，可幫助排出代謝廢物。

痔瘡

紅葡萄葉.............................1
北美金縷梅.............................1

能強健靜脈功能與促進血液循環，改善懷孕期間的不適症狀。

準備懷孕

覆盆子葉.............................1

舒緩子宮緊繃，提升黏膜的潤滑度。可在預產期當天的一個月前開始飲用。

〔沖泡與飲用法〕

○浸泡法／以150～180ml的水與接近一湯匙的香藥草為基準，熱水煮沸後將熱水注入茶壺，再加入香藥草，蓋上蓋子浸泡5至10分鐘，濾掉茶葉即可飲用。

○一天飲用2至3杯。

順利生產後，相信哺乳是很多孕婦第一個要面臨的問題，懷孕期間是否分泌充足的母乳量，也讓人感到憂心。母乳量也與荷爾蒙分泌有關，當身體機能正常運作，將有助於促進分泌母乳。如果擔心嬰兒無法攝取充足的母乳量時，可參考以下促進母乳分泌的草本茶，來有助於減緩哺乳期間的不安，讓媽媽可安心體驗與孩子之間的肌膚之親。

№ 050

草本茶／煎熬法

幫助分泌充足母乳的草本茶

☑ 促進分泌母乳

【處方、比例】

茴香 1
茴芹 1
羅勒 1
蛇麻 1

【處方的重點效果】

茴香：促進分泌母乳、改善嬰兒腹痛
茴芹：促進分泌母乳
羅勒：促進分泌母乳
蛇麻：促進分泌母乳

〔沖泡與飲用法〕
○ 煎熬法／以250ml的水與一湯匙的香藥草為基準，將水與香藥草放入鍋中開火熬煮，沸騰後持續熬煮2分鐘後關火，蓋上鍋蓋，靜置5至10分鐘，濾掉茶葉即可飲用。
○ 一天飲用2至3杯。

荷爾蒙與母乳分泌息息相關，這個植物混合處方能幫助荷爾蒙分泌，進而促進母乳的分泌。茴香又被稱為「替媽媽著想的香藥草」，能調養孕婦產後的體質。此外，香藥草的功效也能透過母乳讓嬰兒吸收，茴香能改善嬰兒的消化功能，預防嬰兒哭鬧（新生兒腸絞痛）的症狀。

哺乳期間無法消除乳房腫脹的情形，或是變得僵硬，按壓時會感到疼痛，這些症狀有可能會引發乳腺炎。乳腺炎是乳腺發炎的狀態，乳腺炎又分為乳汁滯留性乳腺炎，以及因細菌感染而引發的化膿性乳腺炎。這道草本茶能舒緩造成疼痛和腫脹的發炎，可同時搭配按摩，並藉由草本茶來舒緩症狀與預防惡化。

草本茶／煎熬法

哺乳期間的乳房症狀

☑ 乳腺炎
☑ 哺乳期間的乳房腫脹、
　疼痛、泛紅等

【處方、比例】

蒲公英根..........................1
金盞花.............................1
德國洋甘菊.......................1

【處方的重點效果】

蒲公英根：抗發炎
金盞花：抗發炎
德國洋甘菊：抗發炎

〔沖泡與飲用法〕
○煎熬法／以250ml的水與一湯匙的香藥草為基準，將水與香藥草放入鍋中開火熬煮，沸騰後持續熬煮2分鐘後關火，蓋上鍋蓋，靜置5至10分鐘，濾掉茶葉即可飲用。
○一天飲用2至3杯。

可緩解乳腺發炎的混合處方，蒲公英根具有促進母乳分泌的作用，也能避免乳汁堵塞。金盞花與德國洋甘菊具抗菌作用，能防止乳汁滯留性乳腺炎惡化為化膿性乳腺炎的可能性。如有疼痛加劇或發高燒等症狀，請立刻前往就醫。

每個人雖然有所差異，但女性通常在進入45歲以後，就來到了停經期，這時候往往會遇到月經週期不規律，或是出血量產生變化的情形。除了月經週期會變長，在停經前也有可能會大量出血。伴隨以上的變化，也很多人會有精神和心理方面的症狀。如果能在這個時期控制荷爾蒙平衡的劇烈變化，之後就能從容面對更年期的到來。

草本茶／煎熬法

感覺停經期快要到來時

☑ 停經前期

【處方、比例】

歐蓍草.............................. 1
斗篷草.............................. 1
聖潔莓.............................. 1

【處方的重點效果】

歐蓍草：類孕酮作用、鎮痙、止血
斗篷草：類孕酮作用、止血
聖潔莓：調節荷爾蒙平衡、類孕酮作用

〔沖泡與飲用法〕
○煎熬法／以250ml的水與一湯匙的香藥草為基準，將水與香藥草放入鍋中開火熬煮，沸騰後持續熬煮2分鐘後關火，蓋上鍋蓋，靜置5至10分鐘，濾掉茶葉即可飲用。
○一天飲用2至3杯。

女性進入45歲的年紀後，像是月經週期不規律或出血量產生變化，都是即將邁入停經期的訊號。這時候體內的荷爾蒙分泌變得不穩定，荷爾蒙平衡也開始變化。歐蓍草與聖潔莓能幫助調節荷爾蒙平衡，預防劇烈變化，使身體的變化趨於穩定。這時期偶爾會有持續出血或大量出血的情形，因此在處方中加入具有止血作用的斗篷草。

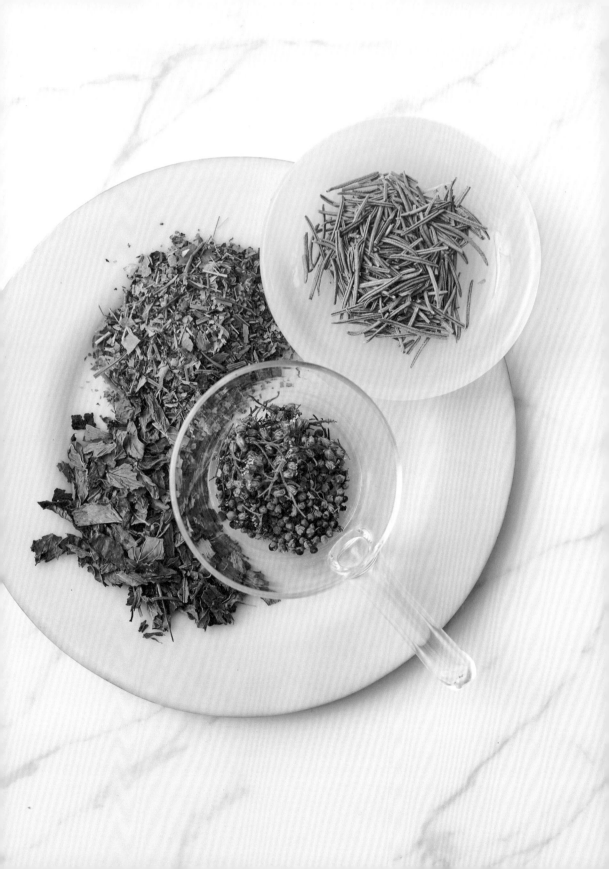

隨著停經期的到來，卵巢的雌激素分泌量會逐漸降低，荷爾蒙平衡的急遽變化會造成自律神經系統失調，也就是更年期障礙，像是潮熱、心悸、夜間盜汗等都是更年期常見的症狀。這個混合處方能維持荷爾蒙平衡，改善令人感到不適的症狀，透過植物的力量，幫助度過各種壓力接踵而至的更年期。

草本茶／煎熬法　芳香蒸餾水

改善更年期的潮熱或心悸症狀

☑ 更年期障礙

☑ 更年期造成的潮熱（皮膚發熱）

☑ 更年期造成的心悸

【處方、比例】

藥用鼠尾草 1
聖潔莓 1
山楂葉 1
紅葡萄葉 1
薺菜 1

〔沖泡與飲用法〕
○ 煎熬法／以250ml的水與一湯匙的香藥草為基準，將水與香藥草放入鍋中開火熬煮，沸騰後持續熬煮2分鐘後關火，蓋上鍋蓋，靜置5至10分鐘，濾掉茶葉即可飲用。
○ 一天飲用2至3杯。

〔芳香蒸餾水〕
辣薄荷芳香蒸餾水／有潮熱症狀的時候，把芳香蒸餾水噴在臉部或頭上，能透過降溫效果來減輕症狀。

【處方的重點效果】

藥用鼠尾草：類雌激素作用、抑制發熱、冒汗、夜間盜汗
聖潔莓：鎮靜、調節荷爾蒙平衡、類孕酮作用
山楂葉：改善心臟功能、改善血液循環、調節自律神經系統平衡
紅葡萄葉：強化靜脈、改善血液循環
薺菜：改善血液循環

更年期的雌激素分泌量會降低，藥用鼠尾草擁有類雌激素作用，也是舒緩潮熱症狀所不可或缺的植物，對於夜間盜汗感到困擾的人也可飲用。此外，血液循環不佳，容易引發更年期的症狀，可利用這個混合處方中的山楂葉、紅葡萄葉和薺菜來增進血液循環。

CAUTION
 雌激素依賴性的患者，不可服用藥用鼠尾草與聖潔莓。

這是提供能讓人忘卻更年期存在的樂觀混合處方，女性進入更年期後，往往會感到焦躁不安或是憂鬱，情緒變得不穩定。這不僅是因荷爾蒙平衡的變化造成自律神經系統失調，也與缺乏雌激素有關。運用這個植物混合處方，能幫助舒緩悶悶不樂與焦躁不安的情緒，同時保持積極樂觀的態度。

草本茶／煎熬法

改善更年期的情緒不穩定

☑ 更年期障礙
☑ 更年期的情緒障礙

【處方、比例】

黑升麻............................ 1
聖潔莓............................ 1
百脈根............................ 1
辣薄荷............................ 1
玫瑰花苞......................... 1

【處方的重點效果】

黑升麻：鎮靜、類雌激素作用
聖潔莓：鎮靜、調節荷爾蒙平衡
百脈根：調節自律神經平衡、穩定情緒
辣薄荷：重振心情
玫瑰花苞：抗憂鬱、情緒激昂

〔沖泡與飲用法〕

○ 煎熬法／以250ml的水與一湯匙的香藥草為基準，將水與香藥草放入鍋中開火熬煮，沸騰後持續熬煮2分鐘後關火，蓋上鍋蓋，靜置5至10分鐘，濾掉茶葉即可飲用。

○ 一天飲用1至2杯。

這個處方除了能穩定情緒，也有助於樂觀與正向的思考。聖潔莓是用來調節女性荷爾蒙平衡的典型香藥草，黑升麻也具有類似的作用，在改善更年期不適症狀時能派上用場。如果處於憂鬱或無精打采的狀態，可以在處方中添加百脈根。不過，情緒容易興奮的人不適合飲用百脈根，躁鬱症患者則是不得飲用。此外，蛇麻可取代黑升麻。

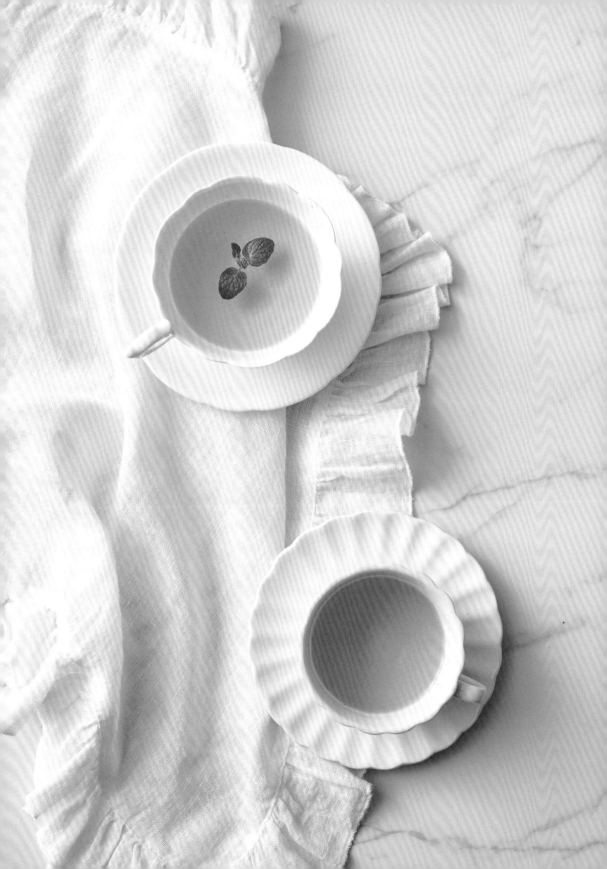

劇烈經痛造成夜間無法入睡，白天工作也難以專心，相信很多女性都有類似的經驗吧！這個植物混合處方能調節荷爾蒙平衡，改善骨盆的血液循環，有助於舒緩經痛，以減輕每個月面臨生理期到來時的壓力。然而，長期發生劇烈經痛時，有可能是子宮內膜異位症，這時候要透過治療，並利用香藥草來緩解疼痛。

草本茶／煎熬法

難以忍受的劇烈經痛

☑ 經痛
☑ 子宮內膜症

【處方、比例】

斗篷草...............................1
歐蓍草...............................1
蒲公英根..........................1
覆盆子葉..........................1
金盞花...............................1

【處方的重點效果】

斗篷草：抗發炎、鎮痛、收斂、類孕酮作用
歐蓍草：抗發炎、鎮痙、類孕酮作用
蒲公英根：抑制雌激素過剩
覆盆子葉：抗發炎、鎮痛、收斂、類孕酮作用
金盞花：抗發炎

〔沖泡與飲用法〕

○煎熬法／以250ml的水與一湯匙的香藥草為基準，將水與香藥草放入鍋中開火熬煮，沸騰後持續熬煮2分鐘後關火，蓋上鍋蓋，靜置5至10分鐘，濾掉茶葉即可飲用。
○一天飲用1至2杯。

這個混合處方以具有調節荷爾蒙平衡的植物，以及能抑制疼痛的植物為中心，飲用週期為持續飲用3個星期，休息1個星期。當生理期到來時，可選擇該週為休息期。若因經痛感覺不舒服的時候，在第一天與第二天持續飲用也沒關係，但如果經痛劇烈，請務必前往婦產科就醫。經痛的原因有可能是其他的疾病造成，有時候能透過複合口服避孕藥來控制疼痛。

生理期的出血狀態，是子宮健康程度的指標。出血較多或是滴滴答答持續出血的人，建議先改善自身體質。溫、濕氣體質的人，血液循環容易會有淤積的情形，可參考相對具有冷、燥性質的這個植物處方，來有效改善體質。此外，有異常出血的情形時，有可能是罹患子宮肌瘤。若確定長了肌瘤，為了避免惡化，可飲用草本茶來改善體質。

草本茶／煎熬法　黏土貼布

生理期出血較多，滴滴答答持續出血

☑ 子宮肌瘤
☑ 經血過多

【處方、比例】

斗篷草.............................. 1
蒲公英根.......................... 1
聖潔莓.............................. 1
歐蓍草.............................. 1
蕁麻 1

【處方的重點效果】

斗篷草：止血、抗發炎
蒲公英根：止血、抑制類雌激素過剩作用
聖潔莓：調節荷爾蒙平衡、類孕酮作用
歐蓍草：止血、抗發炎、鎮痙
蕁麻：抑制類雌激素過剩作用

〔沖泡與飲用法〕
○煎熬法／以250ml的水與一湯匙的香藥草為基準，將水與香藥草放入鍋中開火熬煮，沸騰後持續熬煮2分鐘後關火，蓋上鍋蓋，靜置5至10分鐘，濾掉茶葉即可飲用。
○一天飲用1至2杯。

這個處方加入具止血與抗發炎作用的斗篷草與歐蓍草，能透過植物的溫和作用抑制出血。雖然處方是以冷、燥性質的植物為中心，但為了避免身體過寒，適度添加具溫性質的植物，是混合時的重點。此外，如果患有子宮肌瘤，是否需要治療或有什麼治療方式，會依形成肌瘤的部位和大小而異。如果症狀持續，請務必前往婦產科就醫。

〔黏土貼布〕
綠黏土敷布／黏土能消除下腹部的熱氣，吸附毒素並抑制發炎。將綠黏土（伊利石、蒙脫石等）加水溶解調成泥狀，塗抹在下腹部約1公分的厚度，再蓋上紗布固定，等待2至3小時後洗掉黏土。

⚠ CAUTION　經診斷患有子宮肌瘤的女性，要避免服用具類雌激素作用的植物（藥用鼠尾草、蛇麻、黑升麻等）。

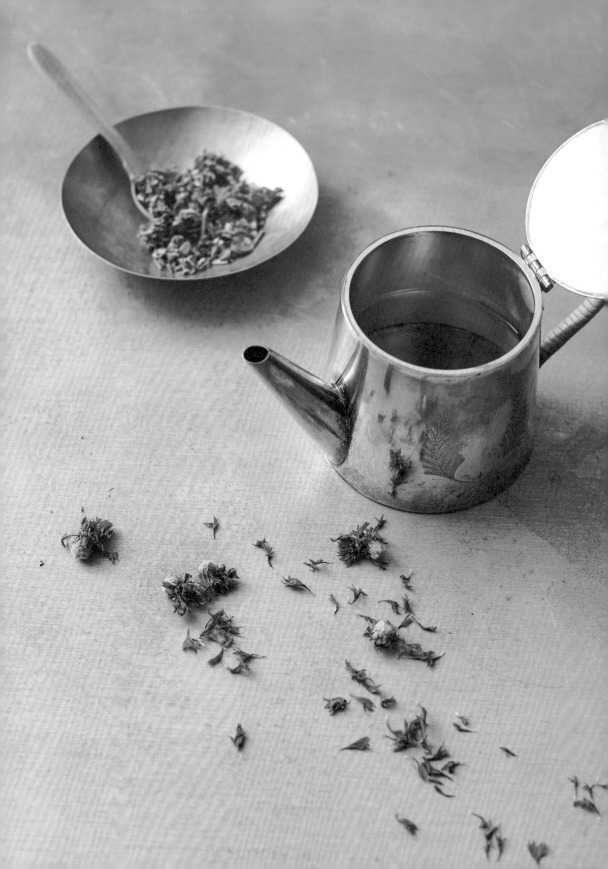

卵巢每月排卵，在體內器官中是容易發生疾病的部位之一。當液體聚集在卵巢組織中，形成囊泡狀組織，會引發卵巢囊腫的疾病。此外，經血逆流造成子宮內膜組織在卵巢生長的結果，會引發巧克力囊腫的症狀。如果發現體內有良性的卵巢腫瘤時，可飲用這個處方來改善體質。

草本茶／煎熬法

卵巢的疾病

☑ 卵巢囊腫（良性）
☑ 巧克力囊腫

【處方、比例】

歐蓍草............................1
斗篷草............................1
薺菜 1
蒲公英根.........................1
覆盆子葉.........................1

【處方的重點效果】

歐蓍草：類孕酮作用、促進血液循環
斗篷草：類孕酮作用
薺菜：去除淤血、促進排出水分、抗發炎、收斂
蒲公英根：促進排出毒素、抑制雌激素過剩作用
覆盆子葉：抗發炎、收斂

〔沖泡與飲用法〕

○ 煎熬法／以250ml的水與一湯匙的香藥草為基準，將水與香藥草放入鍋中開火熬煮，沸騰後持續熬煮2分鐘後關火，蓋上鍋蓋，靜置5至10分鐘，濾掉茶葉即可飲用。

○ 一天飲用2至3杯。

卵巢的疾病大多沒有明確的病因，像是卵巢組織容易積水，或是內膜組織逆流造成巧克力囊腫等，都是可能發生的原因。重點在於促進骨盆內的血液循環，以改善血流淤積的情形。薺菜能促進排出淤積的血液與水分，蒲公英根可以促進排出毒素。在卵巢內產生的腫瘤大多為良性，但也有惡性的可能，請務必定期做檢查。

當發生月經不順、無月經、不正常出血等卵巢相關症狀時，有可能是得了多囊卵巢綜合症。多囊卵巢綜合症是指卵巢有過多不成熟的濾泡，由於排卵不正常，是造成不孕症的原因。此外，男性荷爾蒙會過多，導致經期不規則，這也與胰島素阻抗過高有關。不僅是女性荷爾蒙，還要運用香藥草提升內分泌與代謝系統的功能，打造可正常排卵的體質。

草本茶／煎熬法

排卵週期不規律的時候

☑ 多囊卵巢綜合症

【處方、比例】

歐蓍草............................. 1
斗篷草............................. 1
薺菜 1
蕁麻根............................. 1
蒲公英根......................... 1

【處方的重點效果】

歐蓍草：類孕酮作用
斗篷草：類孕酮作用、抗發炎
薺菜：促進血液循環
蕁麻根：抑制男性荷爾蒙過剩
蒲公英根：促進解毒與排出

〔沖泡與飲用法〕
○ 煎熬法／以250ml的水與一湯匙的香藥草為基準，將水與香藥草放入鍋中開火熬煮，沸騰後持續熬煮2分鐘後關火，蓋上鍋蓋，靜置5至10分鐘，濾掉茶葉即可飲用。
○ 一天飲用2至3杯。

這個處方是以歐蓍草與斗篷草來調節荷爾蒙平衡，並運用蕁麻根來抑制男性荷爾蒙的過度分泌；還要促進全身解毒與排出功能的正常化，打造能正常排卵的體質。過瘦或肥胖的女性、喜好甜食的女性，多囊卵巢綜合症的症狀會更加嚴重，記得要同時改善自身的飲食習慣。

面對癌症的問題，植物療法能做到的是減輕治療期間的副作用，讓治療得到最大的效果。這個混合植物處方適用於乳癌、子宮頸癌、卵巢癌等女性特有的雌激素依賴性癌症。巴黎皇家宮殿的香藥草藥局長年來也使用這個處方，但在採用時請先詢問醫師或植物療法專家的意見。

草本茶／煎熬法

治療女性特有癌症時的輔助

☑ 乳癌

☑ 子宮頸癌

☑ 卵巢癌

若發現雌激素依賴性癌症時

【處方、比例】

蒲公英根........................... 1

幫助提升肝臟消化與代謝功能，準備好進入治療的階段。

〔沖泡與飲用法〕
○ 煎熬法／以250ml的水與一湯匙的香藥草為基準，將水與香藥草放入鍋中開火熬煮，沸騰後持續熬煮2分鐘後關火，蓋上鍋蓋，靜置5至10分鐘，濾掉茶葉即可飲用。
○ 餐間／一天飲用3杯，持續飲用3個星期。

進行手術或抗癌藥治療時

【處方、比例】

山螞蝗.............................. 1
水飛薊.............................. 1
紫花風鈴木 1
紫錐花.............................. 1

這個混合植物處方能保護肝臟，防止免疫功能降低。在治療癌症期間，以身體狀態許可的範圍內飲用3個星期、休息1個星期，重複此週期循環。

〔沖泡與飲用法〕
○ 煎熬法／以250ml的水與一湯匙的香藥草為基準，將水與香藥草放入鍋中開火熬煮，沸騰後持續熬煮2分鐘後關火，蓋上鍋蓋，靜置5至10分鐘，濾掉茶葉即可飲用。
○ 一天飲用2至3杯。

CAUTION ⚠ 禁止同時使用具類雌激素作用的植物（藥用鼠尾草、蛇麻、黑升麻等）。

子宮頸癌是因感染人類乳突病毒（HPV）所導致的病變，
子宮頸上皮內贅瘤則是子宮頸癌前一階段的病變。無
論是哪種病變都需經過定期追蹤與觀察，這個處方是觀察期
的護理，加入能有助排出毒素與提升免疫功能的植物。

草本茶／煎熬法

子宮頸上皮內贅瘤與子宮頸癌的
定期觀察期

☑ 子宮頸上皮內贅瘤
☑ 子宮頸癌

【處方、比例】

靈芝 1
薏仁 1
紫花風鈴木 1
紫錐花............................. 1
蒲公英根......................... 1

【處方的重點效果】

靈芝：活化免疫力
薏仁：排出多餘水分、抑制疣形成
紫花風鈴木：改善血液循環、活化免疫力
紫錐花：活化免疫力
蒲公英根：改善解毒與排出功能

〔沖泡與飲用法〕
○ 煎熬法／以250ml的水與一湯匙的香藥草為基準，將水與香藥草放入鍋中開火熬煮，沸騰後持續熬煮2分鐘後關火，蓋上鍋蓋，靜置5至10分鐘，濾掉茶葉即可飲用。
○ 一天飲用1至2杯。

這個混合處方除了可改善體內的解毒與排出功能，也能提高免疫力。靈芝與一般的菇類同屬於大型真菌的一種，經常拿來製成藥材，具活化免疫功能，還可促進解毒與排出功能。薏仁是去除薏苡種皮後的種子，為消除疣的知名植物，對於抑制子宮頸上皮內贅瘤和瘜肉有一定效果。

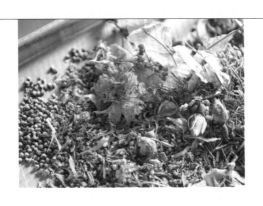

疾病的治療與植物療法

相信很多人接觸植物療法的契機，是因為自己或家人得到疾病，或有身體不適的經驗。現代醫學與東洋醫學等傳統醫學領域，對於疾病的觀點各有不同，但有效的運用植物療法後，能防止病情惡化，並幫助復原和舒緩症狀，有助於改善各種狀況與困擾。有許多罹患重病和正在治療疾病的患者，會造訪巴黎的香藥草藥局，透過專業的諮詢，了解如何在日常生活中運用植物療法。

如同之前所介紹，全面性的使用植物時，並不會獲得跟藥物相同的作用。然而，卻也有些是植物才能辦到的事情。依據疾病的發展狀況與階段，可透過醫療與植物療法雙管齊下，針對不足的部分產生互補的作用。運用植物療法時，更重要的是針對疾病與身體狀況，了解如何選擇最為合適的植物。因此，正在治療疾病或治療後的期間，可透過醫療諮詢一邊尋求專家的建議，同時運用植物療法。

植物療法的效果依個人狀況或想觀念而異，很難做出有力的定論，但有些人過度相信植物療法，因而錯失必要的醫療措施和服用藥物流程，這是我個人難以認同的現象。醫療技術日新月異，但植物的存在依舊是幫助人類維持生命的一環，無論是健康或生病的時候，我們都不能忘記大自然給予人類的恩惠，並時時刻刻保持敬意。

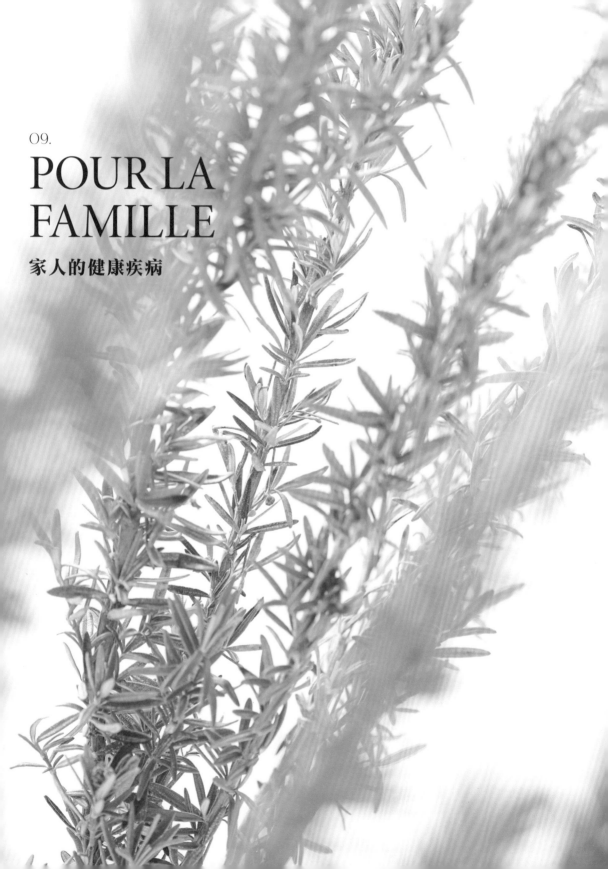

09.

POUR LA
FAMILLE

家人的健康疾病

提供兒童服用的處方，
以及解決男性才有的煩惱

TROUVRES POUR LES ENFANTS ET LES HOMMF

植物療法適用於家庭的每一位成員，以下要介紹家人有可能得到的各種症狀。在之前所介紹的處方中，除了能對應女性特有的疾病，當男性有不適症狀時，當然也能多加運用。不僅如此，有些男性才有的煩惱與症狀是難以用言語對外說明的，它們同樣也能藉由植物療法來加以改善，接下來要介紹與這些症狀相關的處方。

針對幼童或青春期小孩可運用的植物療法，以下將簡單介紹相關的植物處方。此外，對於發育尚未完全的小孩而言，有些成年人用的植物處方效果會過於強烈，建議選擇本章節提供的處方。

如果要向家人植物療法的時候，不需要用強迫的方式，可依據個人喜好來調整植物的種類和用量，搭配多種植物後能產生相互作用，提高植物的效果。即使處方中的植物種類較少，也不代表效果會因此大打折扣。此外，在此所介紹的處方中，在某些場合得搭配服用藥物來改善症狀，在家中常備這些植物作為家人的後盾，在稍微感到不適之時，就能及早處置。為了全家人的健康，相信香藥草是值得信賴的安心素材之一。

使用的主要香藥草

椴樹花

具優異的鎮靜作用，能緩解壓力，消除心理不安和失眠問題。椴樹花還能促進出汗，具退燒作用，在感冒發燒時能派上用場。

▷ GROUPMENT 5

黑莓葉

具高度收斂作用與抗發炎、抗病毒作用，能舒緩感冒造成的喉嚨疼痛，並預防感冒症狀惡化。此外，黑莓葉也有助於改善腹瀉等消化系統的不適症狀。

▷ GROUPMENT 3

德國洋甘菊

能舒緩輕度的不安情緒和肌肉緊繃，是放鬆身心的典型香藥草。由於德國洋甘菊的作用溫和，相當適合用來改善兒童的各種症狀。

▷ GROUPMENT 1,5,8

辣薄荷

能活化腦部功能，想提高集中力或重振精神的時候，推薦服用此香藥草；辣薄荷也能改善消化系統和呼吸系統的症狀。

▷ GROUPMENT 1

高麗人蔘

具中樞興奮作用，可增強精神與身體的活力，並強化免疫系統。因疲勞造成免疫力降低時，能幫助恢復活力。

▷ GROUPMENT 9

薰衣草

能舒緩不安和緊張情緒，是有放鬆身心功用的優異香藥草。此外，薰衣草可幫助出汗，具退燒作用，能協助發燒時退燒，並促進排出毒素的作用。

▷ GROUPMENT 5

尤加利

具有優異的抗菌與去痰作用，可舒緩感冒造成的喉嚨發炎、支氣管炎、鼻塞等症狀。透過尤加利的抗病毒作用，能有助於預防流感和幫助身體康復。

▷ GROUPMENT 6

橙花

具鎮靜、舒緩、抗憂鬱的作用，能讓亢奮的情緒恢復平靜，緩解不安和釋放壓力；橙花也能用來調理心理性的失眠和緩解肌肉緊繃等症狀。

▷ GROUPMENT 5

薑

具強身作用，並透過刺激心臟與血液循環的作用，幫助恢復活力。此外，薑也具有優異的促進血液循環作用，可溫暖身體並提高代謝效率。

▷ GROUPMENT 1,9

柳蘭

能改善攝護腺肥大症和頻尿等男性尿液較多的症狀，具抗發炎、抗菌、收斂和鎮靜作用，也能用來改善其他的發炎症狀。

▷ GROUPMENT 10

用 兒童專屬的草本茶來改善兒童的感冒症狀，能促進和
緩出汗並幫助退燒。如果家中的兒童很容易發燒，為
了避免遇到狀況時感到不知所措，可在家中常備這個混合處
方。即使正在服用退燒藥，也可安心飲用。

草本茶／浸泡法

兒童感冒造成發燒時

☑ 感冒
☑ 發燒

【處方、比例】

椴樹花............................ 1
薰衣草............................ 1
接骨木花......................... 1

【處方的重點效果】

椴樹花：出汗、退燒作用
薰衣草：出汗、退燒作用
接骨木花：出汗、退燒、抗病毒

〔沖泡與飲用法〕

○ 浸泡法／以150ml的水與一
湯匙的香藥草為基準，熱水
煮沸後將熱水注入茶壺，再
加入香藥草，蓋上蓋子浸泡5
至10分鐘，濾掉茶葉即可飲
用。

○ 一天飲用2至4杯。

這個混合處方的植物，能發揮
溫和的作用來促進出汗與退燒。
接骨木花具抗病毒作用，能防
止症狀惡化。為了讓兒童不會
抗拒草本茶的味道，也可選擇
本處方中的單一種類香藥草來
製成草本茶。這個處方的每次
飲用量會比成年人的量略少，
用量可依據年齡或易於入口的
程度來調整。

聲音變得跟平常不太一樣，而且有喉嚨痛的症狀，這時候會發現喉嚨深處泛紅，代表喉嚨的黏膜正在與入侵的病毒或細菌作戰。這個混合處方能抑制喉嚨發炎，防止病毒和細菌入侵，記得在感冒惡化前飲用喔！

草本茶／浸泡法

兒童得到感冒並有喉嚨痛的症狀時

☑ 感冒
☑ 喉嚨痛、喉嚨乾癢

【處方、比例】

黑莓葉............................. 1
錦葵花............................. 1
尤加利............................. 1

【處方的重點效果】

黑莓葉：舒緩發炎
錦葵花：舒緩發炎
尤加利：抗菌、抗發炎

〔沖泡與飲用法〕

○浸泡法／以150ml的水與一湯匙的香藥草為基準，熱水煮沸後將熱水注入茶壺，再加入香藥草，蓋上蓋子浸泡5至10分鐘，濾掉茶葉即可飲用。

○一天飲用2至4杯。

這個混合處方以協助舒緩黏膜發炎的黑莓葉與錦葵花為中心，搭配尤加利來提高對於感冒的抵抗力。建議沖泡後放涼，在微溫的狀態下飲用。這個處方的每次飲用量與香藥草的用量都比成年人的量略少，用量可依據年齡或易於入口的程度來調整。

看到孩子嬌小的身軀卻咳不停的模樣，總讓人感到心疼，希望能早日治好孩子的咳嗽。咳嗽是身體為了排出體內異物所發生的現象，除了透過混合處方來抑制咳嗽的症狀，還要幫助排出咳嗽，才能讓身體恢復到正常的健康狀態。無論是帶痰的咳嗽和乾咳，都適用這個處方。

草本茶／浸泡法

兒童得到感冒且經常咳嗽不舒服時

☑ 感冒造成的咳嗽

【處方、比例】

尤加利.............................1
鋪地百里香.....................1
錦葵花.............................1

【處方的重點效果】

尤加利：抗菌、止咳、去痰
鋪地百里香：抗菌、止咳、去痰
錦葵花：舒緩發炎

〔沖泡與飲用法〕
○ 浸泡法／以150ml的水與一湯匙的香藥草為基準，熱水煮沸後將熱水注入茶壺，再加入香藥草，蓋上蓋子浸泡5至10分鐘，濾掉茶葉即可飲用。
○ 一天飲用2杯左右。

這個混合處方除了暢通呼吸系統的分泌物，還能增加黏液質，幫助排出體內的異物。因咳嗽造成喉嚨疼痛之際，可搭配飲用能舒緩發炎的草本茶。這個處方的每次飲用量與香藥草的用量都比成年人的量略少，用量可依據年齡或易於入口的程度來調整。

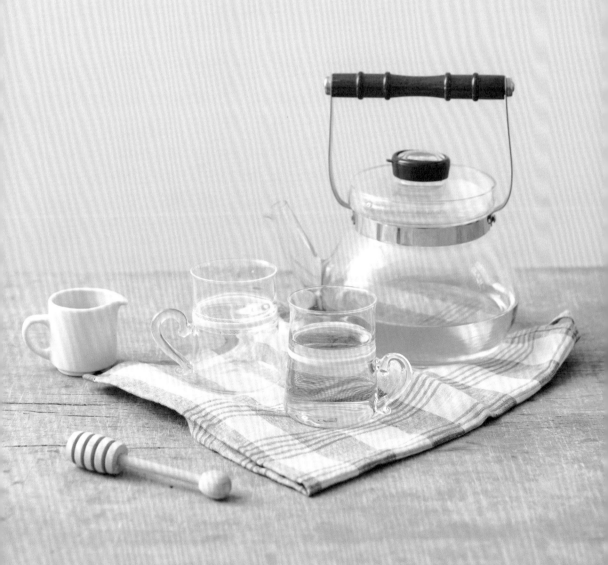

兒童常常喊著「肚子痛」，但往往無法用言語忠實傳達疼痛的部位和疼痛程度，所以總是無法找出病因。身體有時候沒有任何原因，會因為壓力和不安情緒造成腹痛的情形，這時候可以飲用這個處方，來解決日常生活中的腹痛煩惱。透過香藥草的力量，讓不安的心理隨著疼痛消失，恢復平靜的狀態。

草本茶／煎熬法

兒童反應肚子痛的時候

☑ 腹痛

【處方、比例】

德國洋甘菊 1
茴香 1
檸檬馬鞭草 1

【處方的重點效果】

德國洋甘菊：抗發炎
茴香：鎮痙、止痛
檸檬馬鞭草：鎮痙

〔沖泡與飲用法〕

○ 煎熬法／以150ml的水與一湯匙的香藥草為基準，將水與香藥草放入鍋中開火熬煮，沸騰後持續熬煮2分鐘後關火，蓋上鍋蓋，靜置5至10分鐘，濾掉茶葉即可飲用。

○ 一天飲用2杯左右。

這個混合處方的主要效用是舒緩當下的腹痛，茴香、德國洋甘菊、檸檬馬鞭草都具有改善消化不良和排出體內氣體的功效，對於腸胃不適產生的腹痛也能產生作用。此外，這些香藥草也具有鎮靜作用，能緩解不安情緒和壓力。這個處方的每次飲用量與香藥草的用量都比成年人的量略少，用量可依據年齡或易於入口的程度來調整。

明想睡覺卻睡不著，整晚哭鬧不休，或是發脾氣等，每到夜晚遇到這種狀況，無論是兒童或大人，總讓人感到疲憊。這時候要運用香藥草抑制兒童在白天過度激昂的自律神經系統，幫助舒適入睡。無論是平常難以入睡的兒童，或是擔心孩子在白天太過興奮，導致晚上無法入睡時，都可以請他們在吃完晚餐後飲用草本茶。

草本茶／浸泡法

兒童遲遲無法入睡的時候

☑ 難以入睡

【處方、比例】

橙花 1
德國洋甘菊 1
椴樹花............................. 1

【處方的重點效果】

橙花：鎮靜
德國洋甘菊：鎮靜
椴樹花：鎮靜

〔沖泡與飲用法〕
○浸泡法／以150ml的水與一湯匙的香藥草為基準，熱水煮沸後將熱水注入茶壺，再加入香藥草，蓋上蓋子浸泡5至10分鐘，濾掉茶葉即可飲用。
○晚餐後飲用1杯。

這是以溫和功效達到鎮靜效果的植物混合處方；橙花散發淡淡的香氣，香味也有放鬆的效果，對於兒童來說也是容易飲用的風味。這個處方的每次飲用量與香藥草的用量都比成年人的量略少，用量可依據年齡或易於入口的程度來調整。

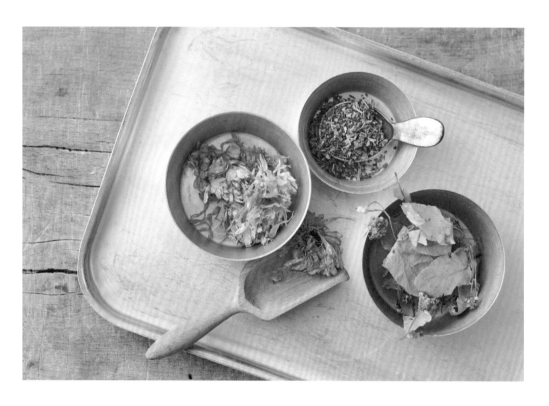

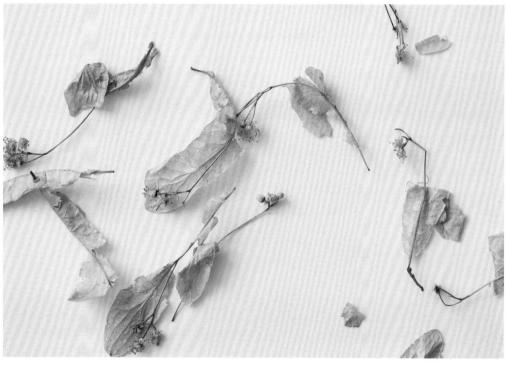

異位性皮膚炎會導致慢性皮膚搔癢和發炎，對於兒童的身心往往帶來極大的負擔，相信有很多家長為了減輕孩子的痛苦症狀，費盡心思嘗試了各種方式。透過植物療法能抑制搔癢和發炎，盡可能減少體內毒素對於肌膚的影響，以減輕孩子的負擔。

草本茶／浸泡法

舒緩兒童的異位性皮膚體質

☑ 異位性皮膚炎

【處方、比例】

三色堇.............................1
金盞花.............................1
椴樹花.............................1

〔沖泡與飲用法〕
○ 浸泡法／以150ml的水與一湯匙的香藥草為基準，熱水煮沸後將熱水注入茶壺，再加入香藥草，蓋上蓋子浸泡5至10分鐘，濾掉茶葉即可飲用。
○ 一天飲用2至3杯。

【處方的重點效果】

三色堇：抗發炎、淨化血液
金盞花：抗發炎
椴樹花：鎮靜

除了抑制發癢和發炎，透過具有淨化血液作用的三色堇，能促進體內溫和的進行排毒。患有異位性皮膚炎的兒童，通常也有其他過敏性疾病，建議要著重在長期改善體質的目標上，有空不妨多請教植物療法專家的建議。

十幾歲的少女經常遇到的生理期症狀中，以發生經痛的頻率較高。為了防止劇烈經痛影響上課學習或日常生活，從這個時期開始就要學習自我調理的方法，進而預防子宮等婦科相關疾病。無論是有關於生理期和女性身體的話題，也會成為親子之間溝通交流的管道。

草本茶／浸泡法

十幾歲少女的經痛護理

☑ 十幾歲少女的經痛

【處方、比例】

德國洋甘菊 1
歐蓍草............................. 1
金盞花............................. 1

【處方的重點效果】

德國洋甘菊：抗發炎、鎮痙
歐蓍草：抗發炎、鎮痙
金盞花：抗發炎、鎮痙

〔沖泡與飲用法〕

○浸泡法／以250ml的水與一湯匙的香藥草為基準，熱水煮沸後將熱水注入茶壺，再加入香藥草，蓋上蓋子浸泡5至10分鐘，濾掉茶葉即可飲用。

○生理期預定來臨的幾天前／一天飲用2至3杯。

跟成年人的經痛調理（第168頁）相比，這個處方的作用較為溫和，同樣能緩解經痛。除了下腹部疼痛，也能舒緩生理期引發的頭痛和腰酸等症狀。從生理期預定來臨的幾天前開始飲用，生理期到來後如果還是感到疼痛，可持續飲用。

到了青春期，青少年與少女的身心會開始產生極大變化，介於成年人與兒童之間的成長階段，也處於心智搖擺不定的狀態。加上生活環境會逐年改變，青少年有時候也會產生莫名的壓力。如果察覺孩子的身心狀態不太穩定的時候，可以請他們飲用這道草本茶，以舒緩不安情緒和壓力。

草本茶／浸泡法

舒緩青春期的
壓力和不安症狀

☑ 不安

☑ 失眠

☑ 焦慮不安

【處方、比例】

香蜂花...............................1
德國洋甘菊 1
西番蓮...............................1
檸檬馬鞭草 1
薰衣草...............................1

【處方的重點效果】

香蜂花：鎮靜、抗不安
德國洋甘菊：鎮靜、鎮痙
西番蓮：鎮靜、抗不安
檸檬馬鞭草：鎮靜、鎮痙
薰衣草：鎮靜

〔沖泡與飲用法〕

○ 浸泡法／以250ml的水與一湯匙的香藥草為基準，熱水煮沸後將熱水注入茶壺，再加入香藥草，蓋上蓋子浸泡5至10分鐘，濾掉茶葉即可飲用。
○ 一天飲用2至3杯。

這個處方能對自律神經系統產生作用，讓身心恢復平靜。像是情緒不穩的孩子，或是因壓力和不安情緒造成失眠的孩子，這個處方都提供安心的照護。至於香蜂花與西番蓮，則具有消除不安的作用。

CAUTION

⚠ 未滿12歲的兒童不得飲用西番蓮。

孩子在認真讀書準備大考或隨堂考的時候，可飲用這個處方，幫助提高專注力重振精神。在最後衝刺的階段，或是想要再加把勁的時候，也可以定期飲用。有些孩子平常雖然努力念書，但經常有專注力不足的時候，建議也可以飲用草本茶。

草本茶／浸泡法　營養補充品、粉末

給全心全意準備考試的孩子

☑ 提高專注力
☑ 重振精神

【處方、比例】

檸檬馬鞭草 1
辣薄荷............................ 1
迷迭香........................... 1

〔沖泡與飲用法〕
○ 浸泡法／以250ml的水與一湯匙的香藥草為基準，熱水煮沸後將熱水注入茶壺，再加入香藥草，蓋上蓋子浸泡5至10分鐘，濾掉茶葉即可飲用。
○ 一天飲用2至3杯。

〔營養補充品、粉末〕
假馬齒莧／能幫助提高記憶力與專注力，飯後服用。

【處方的重點效果】

檸檬馬鞭草：鎮靜、舒緩
辣薄荷：活化腦功能
迷迭香：活化腦功能

辣薄荷是具有活化與鎮靜作用的稀有香藥草，可刺激中樞神經並活化腦部功能。想要提高注意力或提神醒腦的時候，相信是最佳的選擇。迷迭香可透過促進血液循環作用來活化代謝，幫助提高記憶力與專注力。這款草本茶能穩定情緒並提高專注力，讓孩子能專注於日常課業。

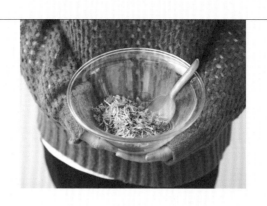

家族護理的建議：**幼兒篇**

即使是嬌小的身軀，兒童跟大人一樣，也會面對各種壓力。原本精力充沛的他們，過沒多久竟突然發高燒且臥床，很多家長都有遇過類似的經驗吧！此外，有很多孩子往往無法用言語忠實傳達身體是哪裡不舒服，或是有哪些不適症狀。眾所皆知，兒童的內臟器官功能並未成熟，並不適合服用成人專用的植物。我先前多次提過，雖然植物的作用較為溫和，但不代表適用於所有體質，由於有些植物有可能會引起過敏，過敏體質的兒童更要特別小心服用。此外，當兒童發生急性症狀的時候，首先請前往就醫，接受醫師的診斷，如果僅依賴植物療法而延誤就醫，因此造成症狀惡化，就是本末倒置的行為。

草本茶與芳香蒸餾水，相當適合年幼的兒童使用。記得我的小孩在0歲的時候，我將少許的香藥草水噴在他的身上，結果他起了很大的反應，令我印象深刻。幼童的身體在某些場合會比成年人更加敏感，會很自然的吸收植物的作用。如果幼童產生顯著的反應，代表他們已經逐漸熟悉香藥草，並產生愉悅的感受，這是比香藥草的藥效更為重要的事情。

若兒童有慢性的不適症狀，運用植物來改善體質也是有效的方式。親子一同進行植物療法時，也從中增加雙方互動與培養感情的機會。另外，若兒童抗拒草本茶的味道，可添加蜂蜜來增添自然甜味，但嚴禁讓未滿一歲的幼童飲用蜂蜜。

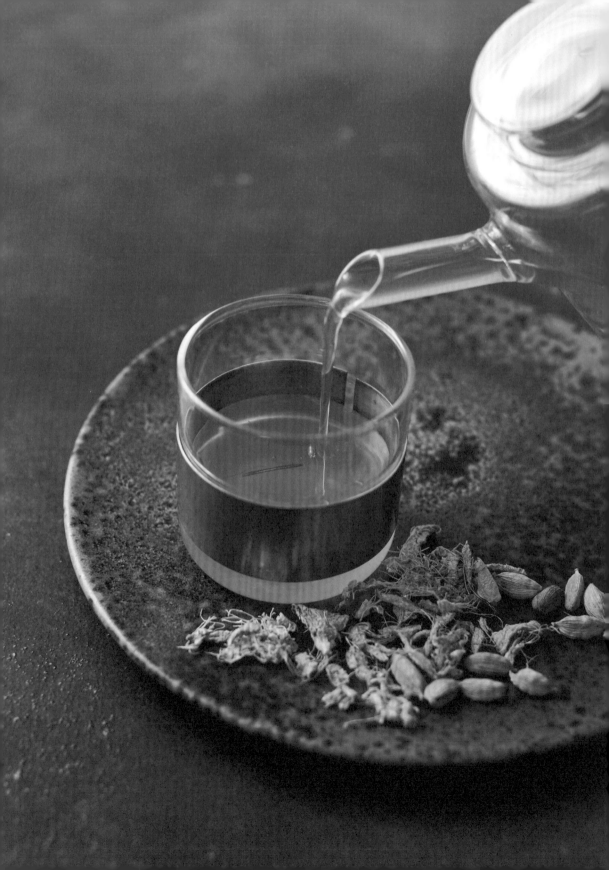

不　光只有上了年紀的人，其實也與年齡無關，有很多人
　　會因為精神緊張或過多壓力而出現各種煩惱。我在巴
黎的香藥草藥局，曾接受男性有關於勃起功能障礙（ED）或
性慾低落的諮詢。因此，除了透過香藥草維持男性機能，還
要提高自身抗壓力，所以在某些情況下，對於改善男性不孕
症的問題也有一定的幫助。

草本茶／煎熬法

解決男性性慾低落的煩惱

☑ 勃起功能障礙
☑ 性慾低落

【處方、比例】

紅景天或刺五加................ 1
薑...................................... 1
香薄荷.............................. 1
銀杏葉.............................. 1
小豆蔻.............................. 1

〔沖泡與飲用法〕

○ 煎熬法／以250ml的水與一
　湯匙的香藥草為基準，將水
　與香藥草放入鍋中開火熬煮，
　沸騰後持續熬煮2分鐘後關
　火，蓋上鍋蓋，靜置5至10
　分鐘，濾掉茶葉即可飲用。

○ 早上、下午（16時前）／一天
　飲用2杯。

【處方的重點效果】

紅景天或刺五加：適應原、強化性能力
薑：強化性能力
香薄荷：強化性能力
銀杏葉：改善微循環
小豆蔻：強化性能力、強健神經、鎮靜

從更年期的荷爾蒙起伏變化，
能看出勃起功能障礙或性慾低
落的端倪，但其他年齡的男性
也有可能發生相同的症狀。這
個混合處方可對應各年齡層，
致力於解決男性的煩惱。透過
紅景天的適應原作用與具強健
神經作用的小豆蔻，來提高自
身抗壓力，同時舒緩精神緊張。
無論是改善男性性功能和強化
性能力，相信植物都能賦予最
大的力量。

男性荷爾蒙會隨著年齡增長逐漸降低，但降低的幅度因
人而異。此外，荷爾蒙降低會造成疲勞、發熱、冒汗、
肥胖、焦躁和不安等各種不良身體與精神症狀。首先要透過
香藥草來減緩荷爾蒙平衡的變化，增強男性的抗壓力。

草本茶／煎熬法

男性因更年期造成的
情緒變化和缺乏專注力

☑ 男性更年期

【處方、比例】

高麗人蔘或刺五加 1
百脈根 1
檸檬百里香 1
小豆蔻 1
問荊 1

【處方的重點效果】

高麗人蔘或刺五加：適應原作用、強身
百脈根：安定精神
檸檬百里香：強身、重振精神
小豆蔻：鎮靜、強身
問荊：補充礦物質

〔沖泡與飲用法〕
○ 煎熬法／以250ml的水與一
　湯匙的香藥草為基準，將水
　與香藥草放入鍋中開火熬煮，
　沸騰後持續熬煮2分鐘後關
　火，蓋上鍋蓋，靜置5至10
　分鐘，濾掉茶葉即可飲用。
○ 一天飲用2至3杯。

對於45歲以後的男性，這個植
物混合處方能提供最大的後盾。
進入更年期的男性，剛好也是
面臨社會責任更為重大的時期，
過度的壓力往往造成荷爾蒙的
平衡失調，首先要透過具適應
原與強身作用的植物調養體質，
增加抗壓力。減緩荷爾蒙的起
伏變化後，便有助於舒緩更年
期的症狀。

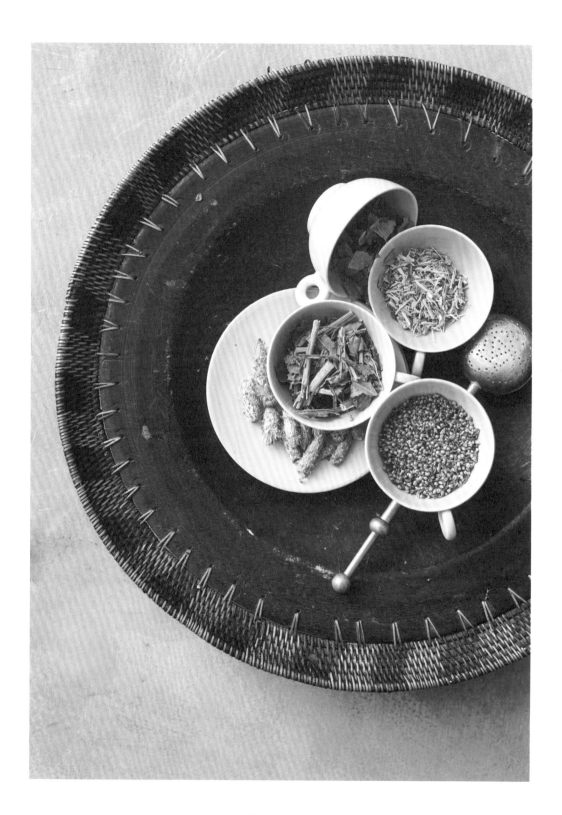

男性上了年紀後，特別容易有排尿的障礙，像是排尿困難、感覺尿不乾淨、頻尿等，有很多人也有攝護腺肥大的症狀。頻尿是造成半夜睡到一半醒來，或是早上清醒的原因，必須及早改善與治療。在巴黎的香藥草藥局，有很多男性會運用植物來改善排尿的症狀，請務必嘗試看看。

草本茶／煎熬法

改善中高年男性的排尿困擾

☑ 攝護腺肥大造成排尿困難

☑ 頻尿

【處方、比例】

柳蘭	1
蕁麻根	1
赤松芽	1
樺樹葉	1
帚石楠	1

【處方的重點效果】

柳蘭：抑制攝護腺肥大
蕁麻根：抗雄激素作用
赤松芽：消除瘀血、抗發炎
樺樹葉：利尿、抗發炎
帚石楠：利尿、抗發炎

〔沖泡與飲用法〕

○煎熬法／以250ml的水與一湯匙的香藥草為基準，將水與香藥草放入鍋中開火熬煮，沸騰後持續熬煮2分鐘後關火，蓋上鍋蓋，靜置5至10分鐘，濾掉茶葉即可飲用。

○一天飲用2至3杯／19時後不得飲用。

中高年以後的男性經常會遇到與排尿相關的症狀，這跟年齡增長後男性荷爾蒙的起伏變化有關。蕁麻根具抗雄激素作用，而雄激素是男性荷爾蒙的總稱，這個混合處方能調節荷爾蒙平衡，並舒緩當下的症狀，對於預防與改善攝護腺肥大也有極大的幫助。由於攝護腺肥大也有發展為攝護腺癌的可能性，請務必接受定期健康檢查。建議平常可多加攝取南瓜籽和南瓜籽油，做好基礎保養。

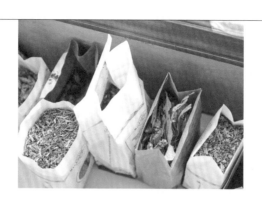

家族護理的建議：**男性篇**

眾所皆知，要實行植物療法時，不一定得由女性替男性實行。是因為，我在撰寫本書時，是假設讀者族群以女性為多，才會有以上的寫法，請多多包涵。有些人認為女性比較適合實行植物療法，男性則給人不喜歡草本茶的印象，但絕非如此，至少在法國的男性並不是這樣子的。在法國，有時候會看到男性單獨造訪香藥草藥局的身影，父親為了照顧家中的孩子，特地前來購買香藥草，這是稀鬆平常的景象。法國有很多人覺得只有上了年紀的人才會喝草本茶，但也是有一些人在某些機緣下接觸草本茶後，迷上其風味與為身心帶來的舒適感，進而養成定期飲用的習慣。原本在家中是由太太負責沖泡的草本茶，在不知不覺中變成由先生替家人沖泡，這樣的例子並不少見。無論是紓解日常的壓力、預防慢性病，或是預防感冒等，作為日常生活中健康管理的手段之一，男性也是值得信賴的對象。

在當今的日本社會，很多人在提到植物療法時，會將重心放在如何改善女性特有的煩惱上，但如同以上所介紹的處方，有些植物療法也能對應男性特有的症狀與煩惱。日本坊間有販售許多的營養能量飲料和健康食品，都標榜具有增強精力等功效，但這些商品其實都含有植物療法的原理。不過，在商品銷售策略上，為了增加買氣，通常不會只有強調植物的作用。我建議盡可能選擇植物自然的狀態，例如以草本茶等形式，依照生活風格選擇最貼近植物療法的方式，才是最理想的情形（不僅限於男性）。

教導客人如何用植物自我調理的藥局

二〇二二年一月，我在東京涉谷區的神宮前，開設一間專門販售中藥、草藥、香藥草的藥局Dgs Phytreat（ドラッグストア フィトリート），這是一間由個人經營，外觀顯得簡潔且低調的店面。

為何日本的藥妝店，除了販售藥品與健康食品外，其他的商品就跟一般的超市沒什麼兩樣呢？我從法國回到日本後，特別是生完小孩後，原本在法國的藥局、香藥草藥局、有機商店等地，能買到對於身體不會造成負擔，或是添加物較少的商品，年幼兒童也能安心使用的，但卻在回到日本後，很難買到這類商品，令我感到相當困擾。此外，在日本很難找到一間販售齊全香藥草的商店，大眾對於草本茶的印象往往是「風味極佳的飲料」，當我想要尋找某種香藥草時，在市面上也很難找到品質良好的商品。

根據以上的經驗，我便想到應該要有一間藥局，能提供品質令人安心的商品，其成分幾乎萃取自植物，並且能長期維持植物穩定的品質。基於以上的初衷，我開設了這間藥局。

即使如此，我依舊不是極度崇尚天然的一份子，對於現代醫療與藥物，我不站在否定的立場。無論是日本或法國，其醫療體制與健保制度都相當健全，即使生病前往就醫，醫療費用通常不會造成過大的負擔。藥妝店所販售的非處方藥（OTC），是給那些無法前往醫院就醫者，或是為了減少就醫頻率時，提供自主服藥的輔助。另一方面，藥草店或藥局所販售的香藥草，無論在日本或法國，都沒有被納入健保給付的範圍，因此香藥草給人的印象是經濟有餘裕的人才會購買，也就是「高意識系者」專屬的商品。尤其在日本，這樣的現象更為明顯。不過，在日本像是艾草、魚腥草、長葉車前等藥草，就經常被拿來製作民間草藥，法國的植物療法其實也有相同的歷史。香藥草並不是特殊的物品，而是長年來伴隨在我們日常生活中的一部分。

我的Dgs Phytreat藥局，著重於植物療法和中醫等傳統植物療法的觀點，具有類似傳統藥草店的一面，目標是打造一間有別於一般藥妝店的複合型藥局。客人在此可接受由法國植物療法師提供的諮詢服務，採預約制的方式，這是在日本還很難親身體驗的服務。植物療法師會聽取客人的煩惱與症狀，提供客製化的香藥草混合處方建議。

本書所刊載的植物處方中，有些植物在日本尚未普及，但來到這裡可以親身體驗，歡迎各位蒞臨。無論是身體或心理，即使是微不足道的煩惱，不要感到猶豫，都可以來這裡找我們聊聊，尋求最佳的建議，這也是我開設香藥草藥局的最大宗旨。

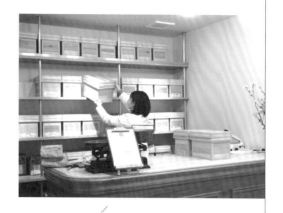

在此能買到經嚴格挑選，來自日本國內和法國品質良好的香藥草，也許您有聽過這類香藥草的名稱，但沒有實地使用或見過，來到這裡都有機會親身體驗。

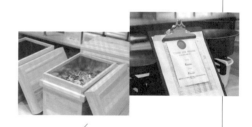

草本茶分為可輕鬆沖泡的茶包商品，以及採單品販售可自行調配混合的形式，或是依照客人需求由店家來客製化調配等，您可在此選擇最便利的方式。

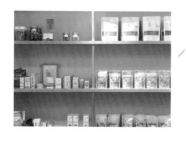

有時候依照當下身體的狀態，香藥草、中藥或一般的藥物都有可能是最佳的選擇，本店的方向是成為一間能提供複合性處方建議的藥局。

季節與日常的
-實用保養處方-

人類屬於大自然的一部分，跟動物一樣，

會受到季節交替等外在環境變化的影響，

使身體狀態因此產生變化。

這一章要介紹對應日本四季變化的保養處方，

以及改善日常輕微症狀的處方。

Au quotidien

處方的判讀與使用方法

○ 以比例來標示香藥草的混合占比。

○ 推薦採用煎熬法，若時間不夠可以採用浸泡法，但浸泡時間要延長到15分鐘左右。

○ 許多香藥草都具有利尿作用，建議在晚上7點以前飲用。如果是適合在睡前飲用的處方，會特別註明減少份量。

○ 建議在用餐以外的時段飲用草本茶。

○ 建議飲用溫熱的草本茶；在夏天等高溫季節時，也可飲用常溫或冷的草本茶。

○ 本書處方所列出的各類植物，有關其使用上的注意事項與禁忌，可參考第229頁起的「香藥草事典」。

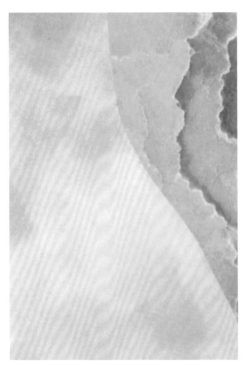

Printemps

春

在適合排毒的季節裡，「肝」是保養的重點器官，要讓身心維持在舒暢的狀態

在法國植物療法的原理中，也會根據季節來選擇最佳的保養方式，近年來則是仿效東洋醫學，這種順應季節的趨勢變得很明顯。在此，我將從東洋醫學與法國植物療法雙方的視角，依照四季的變化解說保養的重點。

在東洋醫學的思想中，春天有吃特定食物來進行排毒的觀念，為了一次排出在冬天所累積的代謝廢物，來到春天，身體會進入排毒模式。日本用來製作七草粥的七菜和蜂斗菜等具有苦味的春季山菜，由於具排毒作用，剛好能強化身體在這個時期所需的功能。法國也是一樣，每逢聖誕節或歲末年初，經常大吃大喝的時期後，很多法國人會在春天養成排毒的習慣。

身體為了加強排毒的能力，得提高肝臟的功能。因此，春天要以重點性的方式保養肝臟。肝臟除了具有排毒的功能，也具有類似自律神經系統的作用。當肝臟疲憊時，身心會出現各種不適的症狀，尤其來到春天，因社會生活中的環境變化，相信有很多人會因自律神經系統失調而導致情緒不穩定，如果持續有不安和緊張的情緒，或是睡眠時間不規律時，請及早就醫並實行保養方針，同時記得保養重要的肝臟。

這個排毒混合處方著重於肝臟的保養，能調節在春天容易失調的自律神經系統的平衡，幫助身心充分面對新環境的挑戰。除了順暢排出體內代謝廢物，還要讓身心舒暢的迎接新的季節。這個處方也有助於舒緩花粉症所引發的症狀。

草本茶／煎熬法

春天令人感到心煩意亂時的保養處方

【處方、比例】

水飛薊.............................1
蕁麻葉.............................1
明目草.............................1
迷迭香.............................1
辣薄荷.............................1

【處方的重點效果】

水飛薊：改善肝功能、保護肝臟
蕁麻葉：促進排出毒素正常化、促進排出多餘水分
明目草：改善肝功能、改善眼睛疲勞、舒緩過敏症狀
迷迭香：改善肝功能
辣薄荷：鎮靜、改善消化功能

〔沖泡與飲用法〕

○煎熬法／以250ml的水與一湯匙的香藥草為基準，將水與香藥草放入鍋中開火熬煮，沸騰後持續熬煮2分鐘後關火，蓋上鍋蓋，靜置5至10分鐘，濾掉茶葉即可飲用。

○1天飲用2至3杯。

這個處方除了改善肝功能，還能調節自律神經系統的平衡，讓心情保持平靜。東洋醫學的觀點認為「肝開竅於目」，眼睛會反映肝臟的健康狀態。由於春天的花粉症容易造成眼部的症狀，調節肝功能後能幫助舒緩眼部的症狀。明目草對於緩解眼部症狀有不錯的效果，有眼部疲勞、發炎、疼痛等症狀時，推薦定期飲用。

Été

夏

　　沐浴在夏天的強烈日照下，動植物的活動力顯得更為活潑。根據東洋醫學的觀點，夏天是陽氣最旺的季節，身體的運作機能也會變得更加活躍；但暑氣也會造成身心的負擔。「心」是最容易產生負擔的器官，也就是心臟和自律神經系統的功能。

　　心臟負責將血液輸送至全身，以提供身體所需的營養；自律神經系統則是控制情緒和身體的作用。身體原本會透過出汗來排出熱氣，但夏天氣溫過高會使該功能過度負荷，無法完全排出熱氣，造成體內囤積熱氣產生燥熱感，嚴重時甚至會讓人失去意識。這時候要利用能自然排出體內熱氣的植物，以及含有豐富抗氧化物質的植物，來減輕身體的負擔。建議可使用紅葡萄葉、洛神花、玫瑰果、綠茶等植物為中心，調配具散熱作用的草本茶。

　　此外，有些人長期待在冷氣房裡，會因室內外的明顯溫差造成自律神經系統的失調，為了避免身體過冷，喝一些溫暖的飲品也是解決方式之一。在飲用草本茶的時候，可飲用微溫或常溫的溫度，不要把草本茶放冰涼才喝。平常要盡量少喝冰的飲料，避免腸胃消化功能降低。

在暑氣逼近之前，就可開始飲用這個夏季保養處方。透過植物的力量自然排出囤積在體內的熱氣，減輕酷暑對於「心」的負擔。這個處方含有豐富的抗氧化物質，除了可以預防中暑或炎夏的疲勞，也能減輕夏天強烈紫外線所造成的影響。

草本茶／煎熬法

炎夏令人感覺燥熱的保養處方

【處方、比例】

山楂葉	1
紅葡萄葉	1
洛神花	1
檸檬皮	1
綠茶	1

【處方的重點效果】

紅葡萄葉：促進血液循環、抗氧化
洛神花：解熱、促進消化功能、抗氧化
檸檬皮：促進血液循環
綠茶：抗氧化

〔沖泡與飲用法〕

○ 煎熬法／以250ml的水與一湯匙的香藥草為基準，將水與香藥草放入鍋中開火熬煮，沸騰後持續熬煮2分鐘後關火，蓋上鍋蓋，靜置5至10分鐘，濾掉茶葉即可飲用。

○ 1天飲用2至3杯／不用冷藏，以微溫或常溫的狀態飲用。

心臟的負擔過大時，會影響全身的血液循環。這個混合處方添加了最合適的植物，可透過植物的作用來排出體內多餘熱氣，促進血液循環，並提升溫暖腸胃的功能。洛神花能促進體內代謝，具有強身作用，能有效幫助恢復身體的疲勞。綠茶含豐富的抗氧化物質，可單獨飲用，但加入混合處方中效果更佳。

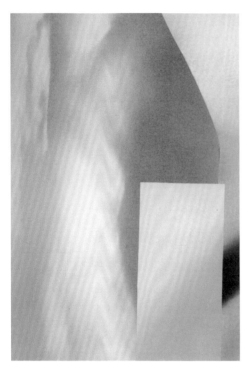

Automne

秋

夏季到秋季的季節交替之時，在東洋醫學中被認為是由陽轉陰的季節轉換時期。這時候身體還累積一些酷暑造成的疲勞感，加上早晚與白天的溫差變大，任何人都有可能遇到身體不適的情形。在這個時期很多人會有喉嚨、鼻子、皮膚乾燥的症狀，或是感覺皮膚發癢。這種情況下自律神經系統也容易失調，所以要多加注意飲食生活與睡眠狀態。

從東洋醫學的觀點來看，由於秋天氣候乾燥，人類容易受到「燥邪」的影響，燥邪容易侵襲肺部，或是與肺部互為表裡關係的大腸。肺部的作用是藉由氧氣將能量輸送到全身，與血液、水分的循環、排出有深厚的關係。當肺部缺乏滋潤時，不僅會引發呼吸系統症狀和喉嚨、鼻子、皮膚等部位的乾燥，也會造成免疫力降低。此外，還會影響到大腸的功能，這也是造成倦怠感和免疫力持續大幅降低的原因。

要度過健康且元氣充沛的秋天，保養肺部的黏膜是重點之一。呼吸系統的黏膜能防止細菌、病毒等異物從外界入侵人體，如果黏膜乾燥，其防護功能就會降低。為了讓免疫細胞發揮作用，要透過能保持黏膜滋潤的植物，妥善照護肺部與消化器官。

這是肺部滋潤後，就能提高免疫力的秋季保養混合處方，肺部的黏膜若能保持滋潤，大腸也會維持濕潤，除了能提高身體的抵抗力，也有助於預防喉嚨、鼻子、皮膚等部位的乾燥。此外，在秋季容易發生氣喘、異位性皮膚炎等過敏症狀，建議透過香藥草來預防症狀惡化。

草本茶／煎熬法

秋季的預防乾燥保養處方

【處方、比例】

長葉車前 1
三色菫 1
毛蕊花 1
錦葵花 1
茴香 1
八角 1

〔沖泡與飲用法〕

○煎熬法／以250ml的水與一湯匙的香藥草為基準，將水與香藥草放入鍋中開火熬煮，沸騰後持續熬煮2分鐘後關火，蓋上鍋蓋，靜置5至10分鐘，濾掉茶葉即可飲用。

○1天飲用2至3杯。

【處方的重點效果】

長葉車前：去痰、組織引流作用
三色菫：淨化血液、促進排出毒素
毛蕊花：去痰、抗發炎
錦葵花：保濕、抗發炎
茴香：去痰、促進消化
八角：鎮痙、促進消化

錦葵花能滋潤呼吸器官和消化器官的黏膜，在含有豐富黏液質的植物類型中，是具有代表性的香藥草。三色菫也是具冷、濕性質的植物，能幫助原本偏乾燥體質的人，轉變為不會過於乾燥的體質。在這個處方加入了茴香與八角後，能同時保養大腸等主宰消化功能的器官。

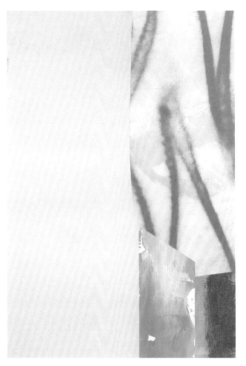

Hiver

冬

細心呵護「腎」，
打造從腹部內部產生熱能的體質

來到冬天，自然界的生命體進入活動的休止期，開始儲存養分以抵禦寒冬，並等待春天的到來。人類的身體機能也是如此，為了對抗寒冷的天氣，身體開始進入儲存生命力的時期。如果在這個季節過著跟夏季一樣的生活型態，將原本應該儲存在體內的能量釋放出來，那麼冬天的寒氣就會帶走體內熱能，容易消耗體力。根據東洋醫學的觀點，對於身體產生不良影響的外在寒氣，被稱為「寒邪」，當寒邪入侵體內的時候，會引發像是打寒顫般的感冒，或是引起身體疼痛。另一方面，「腎」是人體內能產生對抗寒邪之熱能的場所，擴及之處主要包含腎臟、膀胱，以及周圍的腎上腺和生殖器。

為了在冬天調養身體，最重要的是保養腎臟並提高溫暖身體的能力，這樣可以防止免疫功能降低，藉此增強身體的防禦作用。要透過具有適應原作用和強身作用的植物，提高身體整體的機能，並搭配對於腎臟功能產生功效的植物，打造能對抗寒氣的體質。此外，由於冬天的日照時間變短，相信有很多人也為季節性的憂鬱症所苦，推薦飲用貫葉連翹（聖約翰草）的草本茶，能有效改善季節性的憂鬱症。某些地區的日照時間特別短，住在這些地區的人可搭配服用含豐富維他命D的魚肝油營養補充品。

_ 208 _

這個混合處方能增進自體溫暖身體器官的能力，以對抗寒冬的侵襲。腎臟不僅能製造熱能，也能儲存身體對抗感冒等疾病的力量。因此進入冬天的季節，首先要著重腎臟與周遭內臟器官的保養，以強化其功能。平常有手腳冰冷症狀的人，或是每到冬天肩膀、膝蓋、腰部等部位會感到疼痛的人，可多加飲用草本茶進行保養。

草本茶／煎熬法

冬天避免瑟瑟發抖的保養處方

【處方、比例】

刺五加或高麗人蔘 1
杜松子 1
肉桂 1
香菫菜的花或葉子 1
問荊 1

〔沖泡與飲用法〕

○煎熬法／以250ml的水與一湯匙的香藥草為基準，將水與香藥草放入鍋中開火熬煮，沸騰後持續熬煮2分鐘後關火，蓋上鍋蓋，靜置5至10分鐘，濾掉茶葉即可飲用。

○1天飲用2至3杯。

【處方的重點效果】

刺五加或高麗人蔘：適應原作用
杜松子：利尿、促進排出毒素功能的正常化
肉桂：改善血液循環
香菫菜的花或葉子：利尿
問荊：利尿、淨化血液

透過這個混合處方運用具有適應原作用的植物來提升體力，以提高腎臟的排出功能。問荊與肉桂有助於改善手腳冰冷造成血液循環不順的問題，能促進體內水分的循環。透過腎臟的保養，打造全身血液循環不易淤積的體質。此外，這個處方也能防止免疫功能降低，讓身體成為不易得到感冒的狀態。

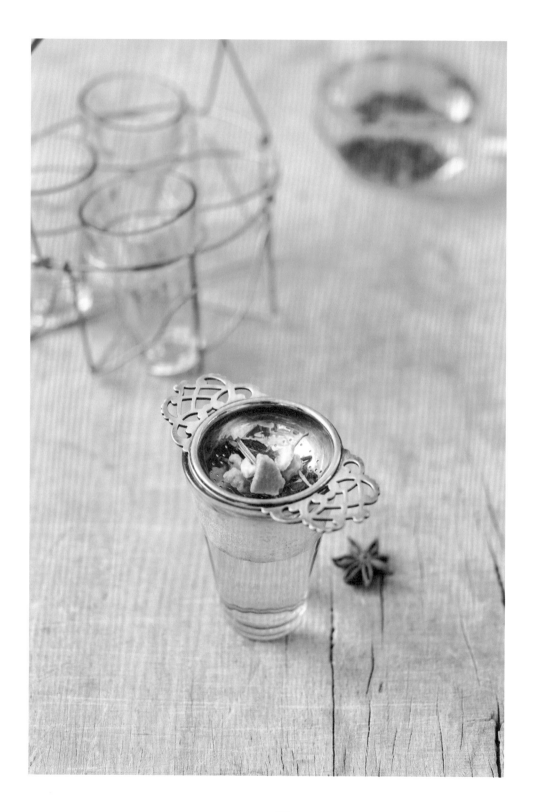

接下來要介紹在日常生活中，發生輕微症狀時的改善處方，想要轉換心情之際，或是莫名感到鬱悶之時，這些混合處方能讓心情變得開朗，同時轉換為正面的思考心態，幫助緩解自身也難以察覺的不安和緊張情緒，身體也會感覺到一絲輕飄飄的溫暖。草本茶清新的香氣也能幫助轉換心情，給予最大的支持。

草本茶／煎熬法

讓心情更加開朗並重振精神

【處方、比例】

百脈根.............................. 1
墨角蘭.............................. 1
八角 1
檸檬百里香 1
香蜂花.............................. 1
橙皮 1

〔沖泡與飲用法〕

○煎熬法／以250ml的水與一湯匙的香藥草為基準，將水與香藥草放入鍋中開火熬煮，沸騰後持續熬煮2分鐘後關火，蓋上鍋蓋，靜置5至10分鐘，濾掉茶葉即可飲用。

○1天飲用2至3杯。

【處方的重點效果】

百脈根：鎮靜、抗憂鬱、安定精神
墨角蘭：鎮靜、加溫
八角：鎮靜、促進血液循環
檸檬百里香：放鬆
香蜂花：鎮靜、放鬆
橙皮：鎮靜

這個混合處方以具溫和鎮靜作用的植物為中心，除了舒緩身體的緊繃，還能自然消除心理上的緊繃情緒和沉重心情。墨角蘭與八角具有增進血液循環與暖身的作用，能有效舒緩手腳冰冷造成的腸胃功能降低和肩膀痠痛。由於混合處方中含有能緩和不安情緒的植物，在飲用草本茶後不妨睡一個好覺，迎接輕快的明天吧！

現代人的生活，少不了電腦或智慧型手機等3C產品，往往造成用眼過度。無論是眼睛疲勞、疲勞導致的充血、乾燥、暫時性的視力朦朧或模糊等症狀時，都可飲用此這個混合處方來改善。這個處方以「明目活眼天然眼藥水」之稱的明目草為首，搭配其他能改善眼睛疲勞和視力的香藥草，以解決有關眼睛的煩惱。

草本茶／煎熬法

舒緩因用眼過度而感到疲勞的眼睛症狀

【處方、比例】

明目草.............................. 1
藍莓葉.............................. 1
銀杏葉.............................. 1

〔沖泡與飲用法〕
○煎熬法／以250ml的水與一湯匙的香藥草為基準，將水與香藥草放入鍋中開火熬煮，沸騰後持續熬煮2分鐘後關火，蓋上鍋蓋，靜置5至10分鐘，濾掉茶葉即可飲用。
○1天飲用2至3杯。

【處方的重點效果】

明目草：抗發炎、收斂
藍莓葉：抗氧化
銀杏葉：抗氧化、抗發炎、擴張血管

如同明目草的英文名稱Eyebright，自古以來就是用來護眼的香藥草，不僅能預防眼睛疲勞、充血、發炎等症狀，並能促進肝功能，進而改善眼睛的疲勞。藍莓葉與銀杏葉具高抗氧化作用，能舒緩視網膜、視神經、睫狀體的疲勞緊繃，也具有促進血液循環的效果。此外，平常也可多加食用枸杞，同樣具有護眼效果。

針眼是身體抵抗力下降時容易發生的症狀，在行程有外出計畫的日子，一大早卻發現眼睛突然腫起來時，相信心情會大受影響。針眼是細菌感染造成的眼部發炎，或是眼瞼皮脂腺堵塞引起的發炎。這個處方為外用的草本茶，能透過植物的藥效來舒緩眼瞼的發炎。

外用／浸泡法

想盡早治好針眼症狀

【處方、比例】

紫錐花................................. 1
果香菊................................. 1
藍芙蓉................................. 1

〔沖泡與飲用法〕

○ 浸泡法／以250ml的水與一湯匙的香藥草為基準，熱水煮沸後將熱水注入茶壺，再加入香藥草，蓋上蓋子浸泡5至10分鐘，濾掉茶葉即可飲用。

○ 草本茶放涼後用棉片吸附，蓋在眼瞼上。

【處方的重點效果】

紫錐花：抗菌、抗發炎、活化免疫力
果香菊：抗發炎、鎮靜
藍芙蓉：放發炎、收斂

透過這個植物混合處方，能抑制針眼引發的眼瞼發炎、搔癢、紅腫等症狀，不僅能作為外用，也適合飲用。對於細菌性的針眼，只要身體的免疫功能正常運作，就不至於造成感染。但若是其他部位發生感染，就是免疫力降低的訊號，記得重新檢視日常生活的壓力和身體狀況。紫錐花具有提高身體免疫功能的作用，眼睛紅腫變得嚴重，或是長期沒有改善的時候，請前往眼科就醫。

雖然是看似不起眼的症狀，但人只要出現壓力時，口腔潰瘍就是容易發生的輕微症狀之一。口腔潰瘍是口腔黏膜受傷所造成的症狀，大多源自疲勞、睡眠不足、不良飲食習慣等情形，進而造成口腔黏膜發炎。換言之，發生口腔潰瘍的時候，首先要確認身體器官的運作功能是否失調，並飲用草本茶來同時保養口腔黏膜與身體器官。

草本茶／浸泡法　芳香蒸餾水

改善經常復發的口腔潰瘍

【處方、比例】

月桂葉............................ 1
藥用鼠尾草 1
香蜂花............................ 1
金盞花............................ 1
錦葵 1

〔沖泡與飲用法〕
○浸泡法／以250ml的水與一湯匙的香藥草為基準，熱水煮沸後將熱水注入茶壺，再加入香藥草，蓋上蓋子浸泡5至10分鐘，濾掉茶葉即可飲用。
○1天飲用2至3杯。

〔草本茶、芳香蒸餾水〕
將月桂葉的草本茶或芳香蒸餾水塗抹在口腔潰瘍的中心，或是使用稀釋的蒸餾水漱口。能抑制發炎與疼痛，保持口內清潔。

【處方的重點效果】

月桂葉：抗發炎、促進消化、鎮痛、抗菌
藥用鼠尾草：殺菌、強身
香蜂花：鎮靜
金盞花：抗發炎
錦葵花：豐富黏液質

這個混合處方能保持口腔清潔，除了抑制口內黏膜發炎，也能維持體內功能正常運作。月桂葉可促進消化，調節腸胃的狀態；藥用鼠尾草具優異的殺菌功效，也有恢復疲勞與強身的作用。由於口腔潰瘍也是黏膜防護機能降低的狀態，可透過含有豐富黏液質的錦葵花來調理。

有些人明明沒有蛀牙或特定原因，可是一旦疲勞的時候，就會感覺牙痛或是牙齦腫脹。有些人則有類似牙齒過敏症的酸痛感，或是其他症狀。由於每個人的症狀不同，很難找出特定的原因。這個混合處方能幫助緩和牙痛，飲用時別忘了同步實行抗壓對策喔！

草本茶／浸泡法

改善疲勞時產生的牙痛和牙齦腫脹

【處方、比例】

牛至 1
丁香 1
月桂葉 1

〔沖泡與飲用法〕
○浸泡法／以250ml的水與一湯匙的香藥草為基準，熱水煮沸後將熱水注入茶壺，再加入香藥草，蓋上蓋子浸泡5至10分鐘，濾掉茶葉即可飲用。
○1天飲用2至3杯。

【處方的重點效果】

牛至：抗菌、鎮痛
丁香：鎮痛、抗菌
月桂葉：抗發炎、鎮痛

這個混合處方除了緩解疼痛和發炎，也能保持口腔清潔。據說古代人會直接咀嚼丁香，並用它來治療牙痛和牙齦腫脹。丁香具有優異的鎮痛效果與抗菌作用，牛至及月桂葉也有類似的作用，同樣能舒緩牙痛和牙齦炎。

唇 疱疹是嘴唇與周遭部位感到疼痛，並帶有水疱的症狀，一度感染唇疱疹後，病毒會著床於神經細胞，一旦身體抵抗力降低的時候，很容易復發。在日常生活中就要多注重身體保養，以有效預防唇疱疹。如果患有唇疱疹，可飲用這款草本茶，幫助舒緩疼痛與恢復。

草本茶／浸泡法　精油　膠囊

幫助唇疱疹的鎮靜

【處方、比例】

紫花風鈴木 1
橄欖葉............................. 1
紫錐花............................. 1
香蜂花............................. 1
金盞花............................. 1

【處方的重點效果】

紫花風鈴木：抗發炎、活化免疫力
橄欖葉：抗氧化作用
紫錐花：抗菌、抗發炎、活化免疫力
香蜂花：鎮靜
金盞花：抗發炎

〔沖泡與飲用法〕

○浸泡法／以250ml的水與一湯匙的香藥草為基準，熱水煮沸後將熱水注入茶壺，再加入香藥草，蓋上蓋子浸泡5至10分鐘，濾掉茶葉即可飲用。

○1天飲用2至3杯。

〔精油〕

香蜂花或茶樹精油／加進基底油混合後塗抹於患部。

〔膠囊〕

離胺酸／胺基酸的一種，離胺酸的營養補充品能預防和促進治癒唇疱疹。

運用這個處方的紫花風鈴木與紫錐花來活化降低的免疫力，幫助恢復，並舒緩疼痛和發炎。症狀復發的人，或是感覺皮膚有火燒或刺痛感的前兆時，可以開始飲用草本茶。平常可事先準備這些香藥草，以防不時之需。

即使沒有特定的症狀或煩惱，只要有明確的目的，運用植物療法，植物就能給予最大的協助，美肌混合處方可說是典型的代表。這個混合處方能幫肌膚補充必要的營養，維持體內機能正常化，進而提高肌膚的新陳代謝，想加強肌膚的健康時可多加飲用。

草本茶／浸泡法

提高基礎力的美肌混合處方

【處方、比例】

問荊 1
蕁麻葉 1
玫瑰果 1
蒲公英根 1

〔沖泡與飲用法〕

○浸泡法／以250ml的水與一湯匙的香藥草為基準，熱水煮沸後將熱水注入茶壺，再加入香藥草，蓋上蓋子浸泡5至10分鐘，濾掉茶葉即可飲用。

○1天飲用2至3杯。

【處方的重點效果】

問荊：補充礦物質
蕁麻葉：促進排出毒素功能的正常化、補充礦物質
玫瑰果：豐富維他命C與有機酸
蒲公英根：促進排出毒素功能的正常化、調節皮脂分泌

這個混合處方能增進排出與補給的雙方面功效，促進肌膚的代謝。問荊與蕁麻葉是蘊含豐富礦物質的香藥草，玫瑰果則含有豐富的維他命C，這些都是肌膚必須的營養。此外，蕁麻葉與蒲公英根能促進體內排出毒素的功能，幫助防止代謝廢物囤積。

要保養肌膚時，香藥草蒸氣與黏土面膜也是不錯的方式。香藥草蒸氣的方式，是先將熱水與香藥草倒入洗臉盆中，再蓋上毛巾避免水蒸氣飄散，讓臉部貼近並吸收水蒸氣。製作黏土面膜時，要先將黏土溶於水調成泥狀，再塗在臉上約1公分的厚度，靜置15分鐘，趁黏土面膜尚未乾燥前洗淨。

香藥草蒸氣　黏土面膜

針對不同膚質的潤膚美肌保養

| 乾燥與敏感肌膚

〔香藥草蒸氣〕
玫瑰 1
椴樹花............................ 1
接骨木花......................... 1

對敏感肌膚產生鎮靜作用，確保肌膚的滋潤。

〔黏土面膜〕
白黏土面膜（高嶺土）或玫瑰黏土面膜
溫和的黏土面膜具肌膚鎮靜作用，能將滋潤水分帶至肌膚深層；玫瑰黏土面膜則具有優異的保濕作用。

| 油性與痘痘肌膚

〔香藥草蒸氣〕
杜松子............................ 1
百里香............................ 1
檸檬馬鞭草 1

幫助擴張的毛孔恢復緊緻。

〔黏土面膜〕
綠黏土面膜（伊利石、蒙脫石）
吸收代謝廢物與幫助排出，清潔多餘的皮脂和毛孔堵塞。

礦物質是養髮所不可或缺的元素，這個混合處方含豐富的礦物質，可促進血液循環，消除對於頭髮問題的不安困擾，男女皆適用這個混合處方。此外，為了預防掉髮和長出白髮，頭皮的養護也相當重要，也是養髮的基礎，平常要養成同時使用精油與酊劑來保養頭皮的習慣。

草本茶／煎熬法　精油　酊劑

養髮與預防白髮

【處方、比例】

問荊 1
迷迭香 1
藥用鼠尾草 1
蕁麻葉 1
玫瑰果 1

【處方的重點效果】

問荊：補充礦物質
迷迭香：促進血液循環、抗氧化
藥用鼠尾草：強身
蕁麻葉：補充礦物質、促進排出毒素功能的正常化
玫瑰果：豐富維他命C與有機酸

〔沖泡與飲用法〕

○煎熬法／以250ml的水與一湯匙的香藥草為基準，將水與香藥草放入鍋中開火熬煮，沸騰後持續熬煮2分鐘後關火，蓋上鍋蓋，靜置5至10分鐘，濾掉茶葉即可飲用。

○1天飲用2至3杯。

透過本處方來補充豐富的礦物質，來維持頭髮的健康。讓血液循環至頭皮部位是一大關鍵，因此要利用具促進血液循環作用的迷迭香，以及具整體強身作用的藥用鼠尾草，讓頭皮充分吸收營養。枸杞、高麗人蔘粉或精華液也有不錯的效果。有掉髮問題的人，建議可以將月桂葉製成的芳香蒸餾水噴在頭皮。

〔精油〕

迷迭香、依蘭、黑雲杉／與基底油混合製成頭皮養護油，在洗頭髮前塗抹在頭皮上，以促進血液循環。塗抹後，等待10分鐘再洗頭髮。

〔酊劑〕

問荊或銀杏葉／用來補充礦物質，可加水稀釋飲用，或是以10倍的蒸餾水稀釋後，塗抹於頭皮。

根 據植物療法調配而成的草本茶，很適合當作運動機能飲料。這個混合處方能補充因汗水所流失的礦物質，讓活動後的肌肉恢復疲勞。由於能提高新陳代謝，也有助於恢復全身的疲勞。可以將草本茶倒進水壺，在前往健身房運動時隨身攜帶。

草本茶／浸泡法、煎熬法　精油

運動後的疲勞恢復

【處方、比例】

問荊 1
蕁麻葉 1
迷迭香 1
玫瑰果 1
洛神花 1

【處方的重點效果】

問荊：補充礦物質
蕁麻葉：補充礦物質
迷迭香：促進血液循環、抗氧化
玫瑰果：豐富維他命C與有機酸
洛神花：豐富維他命C與恢復疲勞

〔沖泡與飲用法〕

○ 浸泡法或煎熬法／採取浸泡法時，以250ml的水與一湯匙的香藥草為基準，熱水煮沸後將熱水注入茶壺，再加入香藥草，蓋上蓋子浸泡5至10分鐘。若採取煎熬法，以250ml的水與一湯匙的香藥草為基準，將水與香藥草放入鍋中開火熬煮，沸騰後持續熬煮2分鐘後關火，蓋上鍋蓋，靜置5至10分鐘，濾掉茶葉即可飲用。

○ 運動前後或運動時補充水分。

利用處方中的問荊、蕁麻葉、洛神花等香藥草來補充礦物質，促進肌肉恢復疲勞。不僅是運動後，在運動前或運動期間也能補充水分。重訓後或身體累積疲勞的時候，可在處方中加入具適應原作用的刺五加、高麗人蔘、紅景天等香藥草，幫助提升整體性的身體機能。

〔精油〕

樟腦迷迭香精油和檸檬草／以浸漬油或貫葉連翹（聖約翰草）油為基底油，當作運動後的保養油。具鎮靜肌肉的作用，幫助運動疲勞後快速恢復。

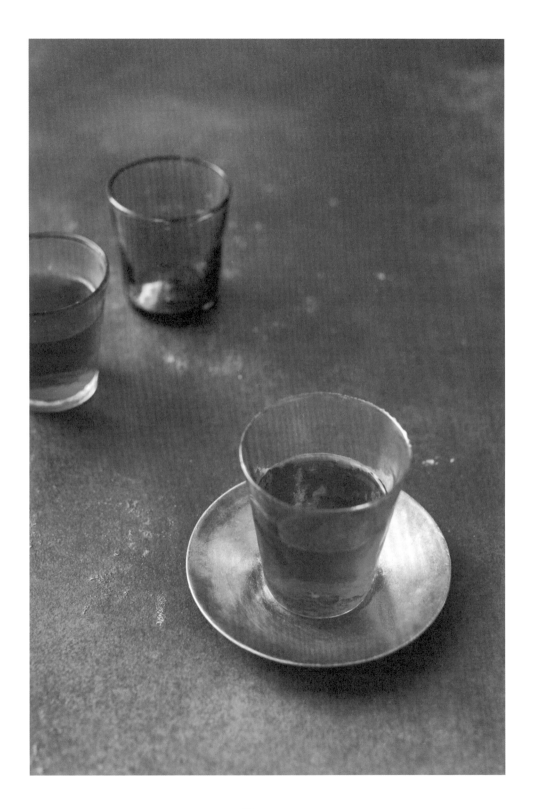

肩膀痠痛變得嚴重時，不僅會造成專注力降低，也會引發頭痛等症狀。不要將肩膀痠痛當作是日常的毛病在忍耐，請務必飲用幫助舒緩症狀的草本茶。肩膀痠痛是肩膀周遭部位的肌肉緊繃，並囤積疲勞物質的狀態，要運用香藥草來減少囤積，來減輕肩膀的負擔。

草本茶／煎熬法

改善長期存在的肩膀痠痛

【處方、比例】

銀杏葉..............................1
迷迭香..............................1
薑......................................1
薑黃..................................1
旋果蚊子草......................1

〔沖泡與飲用法〕
○ 煎熬法／以250ml的水與一湯匙的香藥草為基準，將水與香藥草放入鍋中開火熬煮，沸騰後持續熬煮2分鐘後關火，蓋上鍋蓋，靜置5至10分鐘，濾掉茶葉即可飲用。
○ 白天／1天飲用2至3杯。

【處方的重點效果】

銀杏葉：改善微循環
迷迭香：促進血液循環
薑：健胃、強身
薑黃：消炎、強肝
旋果蚊子草：促進腎臟的排出功能、抗發炎

要消除肩膀痠痛，首先要從調節體內血液循環做起，運用這個混合處方來改善淤積的血液循環，促進排出代謝廢物，有助於排出囤積於肩膀的疲勞物質。睡眠品質不佳的人，可同時飲用第114頁或第116頁的改善睡眠處方。

結束一整天辛苦的工作後，晚上泡澡的時候可以加入香藥草，以藥浴的方式來放鬆身心。本書的內容雖然是以草本茶的處方為中心，但藥浴也是香藥草的應用方式之一。泡澡的時候加入香藥草，能減輕肌肉的負擔，由於處方的作用溫和且和緩，全家人都能體驗。

香藥草

最後以藥浴來放鬆身心

【處方、比例】

椴樹花..............................1
薰衣草..............................1
迷迭香..............................1
橙皮 1

〔製作方式〕
將香藥草放入香包中，或是用紗布包住，放入浴缸內搓揉。

【處方的重點效果】

椴樹花：鎮靜
薰衣草：鎮靜
迷迭香：促進血液循環
橙皮：促進血液循環、出汗

這個混合處方中的椴樹花與薰衣草，具有平靜心靈的功效，迷迭香與橙皮則能增進身體的血液循環，並藉由藥浴幫助入睡，提升睡眠品質。其他像是玫瑰花苞、橙花等也是不錯的選擇，可依喜好來調整。

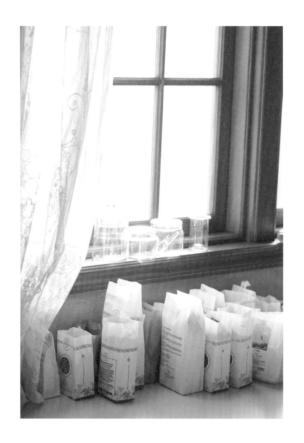

Grand merci à Michel Pierre,
et à tous mes anciens collègues de
l'Herboristerie du Palais Royal.

感謝各位閱讀本書。「想盡可能以自然的型態維持身體健康」、「想擺脫以藥物無法治癒的不適症狀」，我相信有很多想要了解植物療法的讀者，應該都有類似的想法。對於各位而言，如果可以將本書當作是在家中可以實行的植物療法指南，或是選擇植物時的基本參考書，在因某些症狀感到困擾的時候，也可以立刻拿出來，找到最佳的改善方法，這就是我最大的榮幸。

現代人的生活逐漸與植物疏離，在忙碌的生活中，首先要有意識的營造親近植物的時間，植物療法就是其中的方式。在日常生活中感到諸事不順的時候，或是身體露出撐不下去的異狀時，不妨先稍作休息，求助於植物的力量。然而，要客觀的檢視自己，是相當困難的事情。因此，本書所提供的內容，並不代表植物療法的全部知識，如果對於植物療法有困惑之處，不用客氣，歡迎隨時來我的店諮詢，即使是平常不敢啟齒的小問題也沒有關係。就算只有單一香藥草，我很樂意幫助各位找到真正合適與喜歡的種類。

由衷盼望每一位讀者和心愛的親朋好友，都能度過健康且舒適的每一天。

梅屋香織

＊按注音順序排列

GUIDE DE LA
PHYTOTHERAPIE

香藥草事典

以下彙整本書所介紹過的香藥草，提供香藥草的成分、
作用、特徵等內容，可作為方便讀者搜尋的索引。

八角

特徵是散發獨特的甘甜香氣與東方風味，加入香藥草混合處方中，能讓草本茶更易於入口。八角具促進膽汁分泌、排氣、健胃的作用，能改善消化不良或腸胃症狀。

學名 *Illicium verum* (八角屬八角)

和名、別名 八角茴香、大料、大茴香

【利用部位】果實【注意與禁忌】尚無特定禁忌【主要成分】精油、酚酸、多醣類、白蛋白

白柳

白柳樹皮含水楊酸成分，針對發炎性的疼痛具有鎮痛效果，也能緩解頭痛，並解除發燒症狀。此外，白柳的抗風濕作用對於舒緩關節炎或類風濕性關節炎等症狀皆有效果。

學名 *salix alba* (楊柳科柳屬)

和名、別名 西洋白柳

【利用部位】樹皮【注意與禁忌】服用抗凝劑、利尿藥、非類固醇抗發炎藥者不得同時使用，對水楊酸鈉過敏者不得使用【主要成分】水楊酸化合物、類黃酮、兒茶素、單寧

百脈根

可改善睡眠品質並產生放鬆作用的傳統植物，具鎮靜作用，可調節自律神經系統的平衡，讓不穩的情緒恢復平靜。無論男性或女性，因更年期導致情緒低落或焦躁不安的時候，百脈根都能派上用場。

學名 *Lotus corniculatus* (豆科百脈根屬)

和名、別名 都草

【利用部位】地上部【注意與禁忌】懷孕與哺乳期間的孕婦、兒童不得使用【主要成分】類黃酮等

百里香

具優異抗菌、抗病毒作用的香藥草，能舒緩呼吸系統的症狀，尤其是鎮痙、去痰作用，帶有止咳去痰的效果。另外，百里香對於改善感冒、流感、腸胃炎等傳染病也有幫助。

學名 *Thymus vulgaris* (脣形科百里香屬)

和名、別名 立麝香草、普通百里香

【利用部位】地上部【注意與禁忌】孕婦不可使用，避免長期或大量使用【主要成分】精油、類黃酮、單寧、皂素

北美金縷梅

適用於循環系統的各類症狀的香藥草，具收縮血管、止血、收斂作用，能強健靜脈功能。對於腳部水腫、靜脈瘤、靜脈炎，或是痔瘡等症狀，皆具有舒緩的作用。

學名 *Hamamelis virginiana* (金縷梅科金縷梅屬)

和名、別名 美洲滿作、維吉尼亞金縷梅

【利用部位】葉子【注意與禁忌】尚無特定禁忌【主要成分】單寧、類黃酮、有機酸

鋪地百里香

具強大的殺菌作用，也有去痰作用，能預防感冒並舒緩喉嚨不適、帶痰的咳嗽等症狀。鋪地百里香能促進血液循環，溫暖身體並提高消化系統的功能，對於壓力或神經疲勞的強健作用也有提升和幫助。

學名 *Thymus Serpyllum* (脣形科百里香屬)

和名、別名 野百里香、匍匐百里香

【利用部位】地上部【注意與禁忌】尚無特定禁忌【主要成分】精油、單寧、類黃酮、咖啡酸

P62、64、65、66、80、93、138、140、143、162、168、169、171、172、173、174、217

蒲公英

具優異的解毒作用，能促進淨化體內功能，對於改善肝臟或膽囊不適的症狀也有不錯的效果。蒲公英含有豐富的膳食纖維，能調節腸內環境，有助於改善皮膚的狀態。此外，蒲公英也具有抑制類雌激素過剩的作用。

學名 *Taraxacum officinale* (菊科蒲公英屬)

和名、別名 西洋蒲公英

【利用部位】根、葉子【注意與禁忌】膽道阻塞、膽囊炎、腸道阻塞者不得使用，菊科過敏者不得使用【主要成分】香豆素、酚酸、鉀、鈣

P148、150

魔鬼爪

原產於南非的植物，因其特殊的果實形狀而得名，根莖為利用部位。魔鬼爪具有強力消炎與鎮痛作用，能幫助舒緩類風濕性關節炎或關節疼痛。

學名 *Harpagophytum procumbens* (脂麻科爪鉤草屬)

和名、別名 獅子殺

【利用部位】根莖【注意與禁忌】懷孕與哺乳期間的孕婦不得使用；胃潰瘍、高血壓、腎功能衰竭、膽結石患者不得使用【主要成分】玄參皂苷、酚類、類黃酮、木犀草素配醣體

P96、117、211

墨角蘭

能讓心情恢復平靜的香藥草，具鎮靜作用，得以緩解身體緊繃與消除不安情緒，因此安眠作用也十分優異。墨角蘭還具備鎮痛與抗發炎作用，能舒緩肌肉或關節的疼痛，也能藉由促進消化作用改善腸胃的不適。

學名 *Origanum majorana* (脣形科牛至屬)

和名、別名 馬郁草、甜墨角蘭

【利用部位】葉子【注意與禁忌】孕婦或患有心臟疾病者需注意【主要成分】精油、黏液、類黃酮、單寧、苦味質

P119、166、218、224

玫瑰

具收斂作用，能改善口腔潰瘍和喉嚨發炎等症狀，能幫助疲憊的肝臟和腸胃恢復健康。玫瑰也對精神狀態很有幫助，能緩和悲傷情緒，讓心情變得開朗。更年期情緒障礙或心情低落時，玫瑰就能派上用場，可有效舒緩女性特有的不適症狀。

學名 *Rosa gallica* (薔薇科薔薇屬)

和名、別名 法國薔薇

【利用部位】花苞【注意與禁忌】尚無特定禁忌【主要成分】精油、單寧、有機酸

P139、145、217、219、220

玫瑰果

從野生玫瑰果實去除種子後製成，特徵是含有檸檬20至40倍的維他命C，發炎、發燒或疲勞等體內維他命C快消耗完之際，可以多加飲用玫瑰果茶，幫助恢復。玫瑰果搭配蕁麻，能促進鐵質的吸收。

學名 *Rosa canina* (薔薇科薔薇屬)

和名、別名 犬薔薇、野薔薇

【利用部位】附果【注意與禁忌】尚無特定禁忌【主要成分】維他命C、果膠、果酸、單寧、類黃酮、類胡蘿蔔素

P113

貓薄荷

散發清新香氣的香藥草，具鎮靜與鎮痛作用，能舒緩偏頭痛或擦撞傷的疼痛。由於也具有出汗與退燒作用，所以對於剛得到感冒時的發燒有不錯的效果。此外，貓薄荷也可改善消化系統的不適症狀，並能緩和身體的緊繃，幫助入睡。

學名 *Nepeta cataria* (脣形科荊芥屬)

和名、別名 貓穗草、荊芥

【利用部位】地上部【注意與禁忌】尚無特定禁忌【主要成分】單寧、精油、苦味質

P105

貓鬚草

又名爪哇茶的香藥草，在印尼或馬來西亞等地，自古以來便將貓鬚草沖泡而成的飲料當作「肝臟之茶」。貓鬚草具利尿作用，能促進排泄尿酸等廢物，也能改善腎臟功能，降低或預防高血壓。

學名 *Orthosiphon Aristatus* (脣形科)

和名、別名 爪哇茶、貓須草

【利用部位】葉子【注意與禁忌】尚無特定禁忌【主要成分】鉀、迷迭香酸、葡萄糖醛酸、倍半萜

P129、207

毛蕊花

對於呼吸系統的不適症狀能產生作用的香藥草；具去痰與抗發炎作用，對呼吸器官的黏膜能產生效果，幫助排痰。由於毛蕊花具豐富的黏液，可有效舒緩乾咳，除了改善感冒，也能舒緩氣喘、支氣管炎、咽喉炎、聲音沙啞等症狀。

學名 *Verbascum thapsus* (玄參科毛蕊花屬)

和名、別名 天鵝絨毛蕊花

【利用部位】花、葉子【注意與禁忌】尚無特定禁忌【主要成分】黏液、環烯醚萜配醣體、皂素、類黃酮、植物固醇

P64、76、80、81、83、92、103、113、190、203、219、220、222、223

迷迭香

具有優異的抗氧化作用，獲稱為返老還童的香藥草。迷迭香對於血管神經系統有強健作用，能促進血液循環，活化代謝並提高活力。想恢復疲勞，或是提高記憶力與專注力時可多加服用。迷迭香也能改善肝功能與腸內環境，且具促進膽汁分泌的作用，能有效改善消化系統的不適。

學名 *Rosmarinus officinalis* (迷迭香屬迷迭香)

和名、別名 萬年香

【利用部位】葉【注意與禁忌】尚無特定禁忌【主要成分】精油、二萜化合物、類黃酮等

P203、212

明目草

能改善眼睛疲勞或眼睛不適的症狀，對於眼睛疼痛、發炎、朦朧感、發癢、疲勞所產生的頭痛等症狀都有效果，由於具殺菌與強身作用，用來緩解結膜炎或針眼等感染性症狀也有不錯的功效。明目草具抗發炎、抗過敏與收斂作用。

學名 *Euphrasia officinalis* (玄參科小米草屬)

和名、別名 小米草、西洋小米草

【利用部位】全草【注意與禁忌】尚無特定禁忌【主要成分】單寧、環烯醚萜醣苷、木脂素、苯丙烯醣苷

P82

番瀉

具有刺激腸道、淨化腸內環境的作用，自古以來便是緩瀉藥同時是廣泛運用的植物。由於番瀉的作用較強，有可能造成大腸肌力萎縮，要避免長期使用。

學名 *Senna alexandrina* (豆科決明屬)

和名、別名

【利用部位】葉子【注意與禁忌】有伴隨腸道阻塞、發炎的症狀、懷孕或哺乳期間的孕婦不得使用。未滿12歲的兒童不得使用。不可連續使用超過8至10日。【主要成分】番瀉苷配醣體、黏液、類黃酮、萘配醣體

P156、158、160、168、171

覆盆子葉

拿來作為生產準備的香藥草，生產前飲用覆盆子葉草本茶，能調節肌肉，讓緊繃的子宮放鬆。覆盆子葉除了能調節荷爾蒙平衡，還具有鎮靜、鎮痙、收斂、抗發炎的作用，適合改善經痛等女性特有的不適症狀。此外，覆盆子葉也能幫助緩解腹瀉、扁桃腺發炎、感冒等症狀。

學名 *Rubus idaeus* (薔薇科懸鉤子屬)

和名、別名 歐洲木莓

【利用部位】葉子【注意與禁忌】懷孕初期不得使用【主要成分】類黃酮配醣體、單寧、維他命C、多肽

P78、78、85、86、87、162、184、185、188、189

德國洋甘菊

具抗發炎、鎮痙、健胃的作用，能調節腸胃狀態並抑制發炎或疼痛。德國洋甘菊可緩解輕度不安情緒或肌肉緊繃，是可放鬆身心狀態的知名香藥草。由於德國洋甘菊的作用溫和，適用於改善兒童的各種症狀。

學名 *Matricaria chamomilla* （菊科母菊屬）

和名、別名 加密列

【利用部位】花【注意與禁忌】對菊科植物過敏者不得使用【主要成分】精油、倍半萜內酯、類黃酮、香豆素、黏液

P107、157、163、168、169、171、172

斗篷草

如同其英文俗名Lady's mantle，是幫助女性改善不適症狀的香藥草。斗篷草具有類孕酮作用，以及收斂、止血、抗發炎、消炎、催經作用，能調節月經不順、經痛、經血過多、更年期的症狀。另外，斗篷草也有助於舒緩消化系統發炎或腹瀉等症狀。

學名 *Alchemilla vulgaris* （薔薇科羽衣草屬）

和名、別名 羽衣草

【利用部位】地上部【注意與禁忌】尚無特定禁忌【主要成分】類黃酮、原花青素低聚物、酒石酸、花青素

P215

丁香

由於製成精油具有強大的殺菌、鎮靜、鎮痛作用而聞名，但香藥草也有類似的作用，還能用來抑制牙齒疼痛與止咳。此外，丁香可促進消化並刺激循環，對於維持正常血液循環有很大幫助。

學名 *Eugenia caryophyllata* （桃金孃科蒲桃屬）

和名、別名 丁子、丁子香

【利用部位】花苞【注意與禁忌】尚無特定禁忌【主要成分】類黃酮、單寧、酚酸

P105、132、138、209、218

杜松子

自古以來，杜松子就以利尿作用而聞名，能增進腎臟或泌尿系統的功能，具有促進排出代謝廢物或毒素的作用，以及抗發炎與抗菌的作用。此外，杜松子對消化系統也會產生作用，能改善消化不良等症狀。

學名 *Juniperus communis* （柏科刺柏屬）

和名、別名 西洋杜松

【利用部位】果實【注意與禁忌】避免長時間使用；患有腎臟疾病者禁止使用；尿道結石患者、懷孕或哺乳期間的孕婦、經血過多的女性不得使用【主要成分】精油、萜品烯、單寧、類黃酮、原花色素低聚物、二萜

P94、113

短舌匹菊

能促使腦血管收縮，釋出血清素，調節生理活性物質的平衡。短舌匹菊還能緩解偏頭痛或偏頭痛造成的光過敏、頭暈想吐等症狀，也具有消炎與鎮痛的作用。

學名 *Tanacetum parthenium* （菊科菊蒿屬）

和名、別名 夏白菊

【利用部位】花【注意與禁忌】兒童、孕婦不得使用；不得與抗凝血劑、抗血小板藥、抗發炎藥併用。菊科過敏者需注意【主要成分】倍半萜內酯（小白菊內酯）、精油、類黃酮、褪黑素

P102、113、126、180、185、187、218、223

椴樹

自古以來因鎮痙、鎮靜作用獲世人高度評價的香藥草，可提高抗壓力，改善因不安情緒、睡眠障礙、壓力造成的頭痛症狀。此外，椴樹能控制血壓上升，具利尿與收斂作用，還有促進排汗與降溫的效果，能舒緩感冒發燒或水腫。本書所介紹的部位為花朵。

學名 *Tilia europaea* （錦葵科椴樹屬）

和名、別名 西洋菩提樹、西洋椴樹

【利用部位】花、花苞、樹皮【注意與禁忌】尚無特定禁忌【主要成分】類黃酮配醣體、黏液、單寧、酚酸、精油

P62、64、65、66、82、140、143

牛蒡

牛蒡是耳熟能詳的植物，是具優異解毒作用的香藥草，能提升肝臟與腎臟的排毒功能，其排毒效果能有效舒緩皮膚的症狀。此外，牛蒡還能降低血糖值，透過抗發炎作用能緩解腸道與關節的疼痛。

學名 *Arctium lappa* (菊科牛蒡屬)

和名、別名 牛房

【利用部位】根、葉【注意與禁忌】懷孕期間的孕婦與菊科過敏者不得使用【主要成分】菊粉、乙炔化合物、酚酸、內酯（葉子）

P85、133、215

牛至

具促進消化與調節腸胃狀態的作用，消化不良或飲食過量時可加運用，對於緩解肌肉痙攣、頭痛、生理痛皆能產生作用。牛至散發清涼感的香味，也具強身作用，能改善呼吸系統的不適症狀。

學名 *Origanum vulgare* (脣形科牛至屬)

和名、別名 花薄荷、野生墨角蘭

【利用部位】花、葉子【注意與禁忌】不得用於未滿2歲的嬰幼兒【主要成分】香芹酚、對異丙基甲苯、γ–萜品油烯、百里酚

P194、211

檸檬百里香

散發清新香氣的香藥草，讓人聯想到檸檬，能發揮精神層面的強健作用，重振心情的效果絕佳。檸檬百里香也具優異的抗菌、抗病毒作用，能改善感冒、流感、腸胃炎等傳染病症狀。

學名 *Thymus citriodorus* (脣形科百里香屬)

和名、別名 斗篷草、麝香草

【利用部位】地上部【注意與禁忌】孕婦不可使用，避免長期或大量使用【主要成分】精油、單寧、類黃酮、咖啡酸

P145、205

檸檬皮

將檸檬皮乾燥製成的香藥草，能強化靜脈，保護血管健康，促進血液循環。此外，檸檬皮也具優異的抗菌作用與退燒作用，可緩解感冒造成的發燒。此外，檸檬皮也能增進食慾，食慾不振時可多加服用。

學名 *Citrus limon* (芸香科柑橘屬)

和名、別名 檸檬果皮

【利用部位】果皮【注意與禁忌】孕婦不可使用，避免長期或大量使用【主要成分】類黃酮、維他命、黏液

P76、78、83、86、97、116、120、184、189、190、218

檸檬馬鞭草

可消除身心上的不安或緊張情緒，幫助放鬆，對消化系統也能產生作用，有助於緩解消化不良、想吐等腸胃不適症狀。檸檬馬鞭草的作用溫和，能用來調理兒童的身心問題。

學名 *Aloysia triphylla* (馬鞭草科檸檬馬鞭草屬)

和名、別名 香水木、防臭木、馬鞭草

【利用部位】葉子【注意與禁忌】孕婦不得使用，避免長期或大量使用【主要成分】精油、單寧、類黃酮、咖啡酸

P62、64、65、66、76、85、121、131、160、166、190、203

辣薄荷

經過活化後能帶來鎮靜作用的珍貴香藥草，可刺激中樞神經，活化腦部功能，想要提升專注力或重振心情時可服用。辣薄荷也能舒緩消化系統不適的症狀，由於能對肝臟發揮作用，也有助於改善呼吸系統的症狀。

【學名】 *Mentha piperita* (脣形科薄荷屬)
【和名、別名】 西洋薄荷

【利用部位】葉子【注意與禁忌】懷孕與哺乳期間的孕婦、膽結石患者不得使用【主要成分】精油、類黃酮、單寧、酚酸

P213

藍芙蓉

主要是用藍芙蓉的花瓣來沖泡草本茶，深藍色的花朵，充滿視覺上的愉悅感。藍芙蓉經常拿來改善眼睛疲勞、發炎等眼部相關症狀，由於也具鎮痛與解熱作用，可幫助針眼的復原。

【學名】 *Centaurea cyanus* (菊科矢車菊屬)
【和名、別名】 矢車菊

【利用部位】花【注意與禁忌】尚無特定禁忌【主要成分】花青素、類黃酮、乙炔、孔蛋白

P196

柳蘭

可幫助改善良性攝護腺肥大症、頻尿等尿道相關症狀的香藥草，具抗發炎、抗菌、收斂性、鎮靜作用，對於抑制腸胃炎、腹瀉、喉嚨或皮膚發炎等症狀也有效果。

【學名】 *Chamerion angustifolium* (柳葉菜科柳葉菜屬)
【和名、別名】 柳蘭菜、柳草、柳葉菜

【利用部位】地上部【注意與禁忌】尚無特定禁忌【主要成分】單寧、類黃酮、植物固醇、黏液質、維他命C、類胡蘿蔔素

P174、180、218

靈芝

生長於腐葉與樹根部的真菌類，自古以來就是長壽的象徵，在中藥領域裡是珍貴藥材，可調節血液循環並增強內臟器官功能，屬於適應原植物。靈芝能強身健體，可改善高血壓、脂肪異常症、支氣管炎、胃潰瘍等各種症狀。

【學名】 *Ganoderma lucidum* (靈芝科靈芝屬)
【和名、別名】 萬年茸、幸茸、門出茸

【利用部位】子實體【注意與禁忌】血小板減少症、低血壓症患者需注意【主要成分】靈芝酸、β–葡聚醣、麥角固醇

P77、78、133、161

羅勒

可促進消化與改善胃部不適的香藥草，具抗菌、鎮痙、鎮痛作用，能緩解胃炎、胃酸過多、胃痙攣，以及傳染性的各類腸胃症狀。此外，羅勒也能緩和經痛等腸胃以外部位的疼痛，對於自律神經系統也會產生作用，消除焦躁與不安，並有助於提高專注力。

【學名】 *Ocimum basilicum* (脣形科羅勒屬)
【和名、別名】 目箒

【利用部位】葉子【注意與禁忌】懷孕期間的孕婦不得使用，不得用於嬰幼兒；避免長期使用【主要成分】精油、類黃酮、維他命、單寧、苦味質

P205、220

洛神花

能發揮恢復疲勞與美容作用的香藥草，含豐富的維他命成分，有助於美容；豐富的植物酸與礦物質能提高代謝，幫助恢復疲勞。洛神花也具有溫和的緩瀉作用、利尿及促進消化功能作用，以及抗菌、抗發炎、鎮痛作用，可舒緩感冒造成的發炎或尿道感染、經痛等症狀。

【學名】 *Hibiscus sabdariffa* (錦葵科木槿屬)
【和名、別名】 洛神葵、洛神果

【利用部位】花【注意與禁忌】尚無特定禁忌【主要成分】有機酸、花青素、類黃酮、多醣類、固醇、黏液

龍芽草

能有效改善消化系統的不適症狀，可舒緩胃炎、膀胱炎、腎結石等症狀，透過收斂作用減緩腹瀉症狀，也能舒緩口腔潰瘍、咳嗽、喉嚨痛。具利尿作用、促進消化作用、強身作用、促進分泌膽汁作用、治癒傷口作用。

[學名] *Agrimonia eupatoria* (薔薇科龍牙草屬)

[和名、別名] 西洋水引、西洋金水引

【利用部位】全草【注意與禁忌】便祕時不得使用【主要成分】單寧、類黃酮、二氧化矽

P194 、196、209、219

高麗人蔘

具適應原與強身作用的植物，能透過中樞興奮作用增強精神與肉體的活力。高麗人蔘也能強化免疫系統，可改善因疲勞所造成的免疫力降低。

學名 *Panax ginseng* (五加科人參屬)

和名、別名 高麗參

【利用部位】根、根莖【注意與禁忌】懷孕與哺乳期間的孕婦、潰瘍、攝護腺疾病、荷爾蒙依存性癌症、高血壓患者不得使用【主要成分】多醣類、固醇、三萜皂苷、人蔘皂苷、芳香成分

P92、93、102、104、106、216

橄欖葉

具降血壓與降尿酸值的作用，能預防高血壓、糖尿病等慢性病，也具有優異的抗菌及抗病毒作用，可用於舒緩流感、單純疱疹病毒、肝炎或耳朵的感染。

學名 *Olea europaea* (木樨科木犀欖屬)

和名、別名

【利用部位】葉子【注意與禁忌】服用降血壓藥物或低血壓者避免使用【主要成分】蘆丁、橙皮苷、木犀草素、單萜類配醣體、維他命E

P114、213

果香菊

主要用來製作精油，香藥草則具有抗發炎、鎮痙、健胃作用，可調節腸胃狀態，抑制發炎或疼痛。果香菊還能舒緩不安情緒或肌肉緊繃，達到身心放鬆的效果。

學名 *Anthemis nobilis,Chamaemelum nobile* (菊科果香菊屬)

和名、別名 羅馬洋甘菊

【利用部位】花【注意與禁忌】孕婦與菊科過敏者不得使用【主要成分】苦味質、類黃酮、香豆素、精油等

P119

貫葉連翹

因抗憂鬱作用而廣為人知，能舒緩不安情緒，讓精神恢復穩定，對於季節性的憂鬱症也有一定效果。由於有許多藥物不能與貫葉連翹同時服用，使用前請先詢問醫師或藥師的專業意見。

學名 *Hypericum perforatum* (金絲桃科金絲桃屬)

和名、別名 西洋弟切草、貫葉金絲桃

【利用部位】開花的地上部、全草【注意與禁忌】雙相情緒障礙症患者不得使用，與抗愛滋病病毒藥物、強心藥、免疫抑制藥、支氣管擴張劑、抗凝血劑、口服避孕藥、抗憂鬱藥併用時需注意；懷孕與哺乳期間的孕婦需注意；未滿12歲的兒童不得使用；由於具光毒性，使用時需注意【主要成分】蒽醌類、類黃酮、貫葉金絲桃素、單寧

P77、82、86、103、121、128、129

光果甘草

可保護黏膜，具抑制發炎的作用，能改善消化系統的症狀或呼吸系統的發炎。光果甘草還能活化腎上腺，緩和疲勞或壓力引發的症狀，其他還有殺菌、去痰、退燒、止咳、利尿、抗過敏、活化免疫等各種作用。

學名 *Glycyrrhiza glabra* (蝶形花亞科甘草屬)

和名、別名 歐洲甘草、西北甘草

【利用部位】根莖【注意與禁忌】高血壓患者避免使用，有服用含有甘草藥材的中藥時需注意【主要成分】三萜類皂素、類黃酮、異黃酮類、香豆素類、查耳酮類

P128、181、212

黑莓葉

相傳葉子具有藥效，具高度收斂作用、抗發炎、抗病毒、止血作用，能有效舒緩喉嚨疼痛或預防感冒。腹瀉或經血過多時，服用黑莓葉也能獲得改善。

【學名】 *Rubus fruticosus* (薔薇科懸鉤子屬)

【和名、別名】 西洋藪莓、歐洲黑莓

【利用部位】葉 【注意與禁忌】懷孕期間不得使用【主要成分】類黃酮、單寧

P106、166

黑升麻

具調節荷爾蒙分泌與類雌激素作用，能舒緩更年期自律神經系統失調所引發的症狀。黑升麻也有助於緩解經前症候群或經痛，具抗發炎、利尿、鎮靜作用。

【學名】 *Cimicifuga racemosa* (毛茛科類葉升麻屬)

【和名、別名】 美洲升麻

【利用部位】根莖【注意與禁忌】懷孕與哺乳期間的孕婦、荷爾蒙依存性癌症患者、服用口服避孕藥者、肝功能異常者不得使用；不得長時間使用【主要成分】三萜配醣體、異黃酮、單寧、精油

P94、98、112、121、149

黑醋栗葉

黑醋栗葉具有利尿作用，能促進尿酸排出，對腎臟或腎上腺產生作用，同時提高身體的抗壓力。由於黑醋栗葉具抗發炎作用，能用來治療關節炎、痛風、類風濕性關節炎等症狀。

【學名】 *Ribes nigrum* (茶藨子科茶藨子屬)

【和名、別名】 黑加侖、黑加倫子、黑豆果

【利用部位】葉子【注意與禁忌】尚無特定禁忌【主要成分】類黃酮、精油、原花青素、寡醣、維他命C

P65、93、144

胡桃

胡桃葉可作為香藥草使用，有助於改善血液循環，從皮膚排出毒素。胡桃則具抗發炎作用，能用來淨化肌膚，還能提升消化系統的功能，以維持血糖值的平衡。

【學名】 *Juglans regia* (胡桃科胡桃屬)

【和名、別名】 信濃胡桃

【利用部位】葉子【注意與禁忌】尚無特定禁忌【主要成分】可水解單寧、萘醌、阿魏酸、水楊酸

P149、196

樺樹

被稱為天然的利尿劑，除了利尿作用，也有抗發炎作用，對於尿道細菌性或發炎疾病的引流運作，或腎臟功能的正常化都很幫助。樺樹還能幫助排出囤積於體內的水分，有助於淨化肌膚或抑制關節疼痛。

【學名】 *Betula pendula* (樺木科樺木屬)

【和名、別名】 垂枝樺、歐洲銀樺

【利用部位】葉【注意與禁忌】起因於腎功能衰竭或新功能衰竭的水腫患者，不得使用【主要成分】類黃酮、單寧、酚酸、精油

P81、161

茴芹

促進消化與排氣作用優異，適用腹部鼓脹、胃部不適、消化不良等症狀。此外，能透過鎮咳、去痰的作用來改善消化器官的症狀。茴芹也具類雌激素作用，可維持月經正常化，並舒緩經痛或促進母乳分泌。

【學名】 *Pimpinella anisum* (繖形科茴芹屬)

【和名、別名】 西洋茴香

【利用部位】種子【注意與禁忌】對茴芹過敏者、孕婦、子宮內膜症、雌激素依賴性癌症患者不得使用【主要成分】茴香腦、檸檬烯、草蒿腦

茴香

屬於芳香性健胃植物之一，能幫助消化，改善消化不良，限制腸內氣體的形成。茴香也具有鎮痙作用，可用來緩解胃部或結腸疼痛、腹痛，也適用於兒童的腹痛。此外，茴香對於呼吸系統也能產生作用，具促進母乳分泌的作用。

〔學名〕 *Foeniclum vulgare* （繖形科茴香屬）

〔和名、別名〕 甜茴香

【利用部位】種子【注意與禁忌】尚無特定禁忌【主要成分】精油、油脂、類黃酮、類黃酮配醣體

紅葡萄葉

葡萄為製作紅酒的原料，葉子則是草本茶的材料，能強健靜脈，促進血液循環，幫助改善血液循環不佳所導致的疼痛。紅葡萄葉也能改善腳部水腫、靜脈曲張、痔瘡等症狀，幫助復原，具優異的抗氧化作用，以及利尿與收斂作用。

〔學名〕 *Vitis vinifera* （葡萄科葡萄屬）

〔和名、別名〕 紅葡萄

【利用部位】葉【注意與禁忌】尚無特定禁忌【主要成分】類黃酮、原花青素低聚物、酒石酸、花青素

紅景天

能對體內的多巴胺產生作用，並強化行動力與意志力，是具適應原作用的植物。紅景天還能增強抗壓力，讓身心進入高度抗壓狀態，對於消化系統也能產生作用，且能保護肝臟。

〔學名〕 *Rhodiola rosea* （景天科紅景天屬）

〔和名、別名〕 岩弁慶、玫瑰根

【利用部位】根莖【注意與禁忌】懷孕與哺乳期間的孕婦不得使用；服用雙相情緒障礙症、抗憂鬱藥物者禁止使用；不建議情緒容易興奮者使用【主要成分】苯基乙二醛、苯丙素類、類黃酮、單萜、單寧

P97、107、165、171、172

薺菜

具利尿作用或改善便祕的香藥草，可幫助排出體內多餘的水分，改善水腫症狀。薺菜也具殺菌作用，能改善泌尿系統的感染症狀，也有優異的止血作用，可舒緩經血過多或痔瘡出血等症狀。

【學名】 *Capsella bursa-pastoris* (十字花科薺菜屬)

【和名、別名】護生草、三味線草、菱閘菜

【利用部位】地上部 【注意與禁忌】懷孕與哺乳期間的孕婦不得使用 【主要成分】膽鹼、皂素、類黃酮、穀固醇、組織胺

P190

假馬齒莧

生長於溼地的水草，主要用來製成藥粉、錠劑、膠囊等藥物形狀。假馬齒莧具有提高記憶或專注力、穩定精神的作用，其他還有舒緩神經障礙、改善消化不良，作為強身劑改善性功能障礙等作用。

【學名】 *Bacopa monnieri* (車前科假馬齒莧屬)

【和名、別名】乙女畦菜、過長沙

【利用部位】葉子 【注意與禁忌】懷孕與哺乳期間的孕婦須注意，甲狀腺疾病患者避免使用 【主要成分】三萜皂草苷、類黃酮、生物鹼、固醇

P126、180、218

接骨木花

具優異的出汗與利尿作用，對於流感等初期症狀有一定效果。此外，接骨木花能強化腎臟功能，促進排出毒素，並經由泌尿器官降低體內熱氣。其他還有抗過敏、鎮靜、鎮痙、安眠作用。外用的時候，對皮膚也能產生收斂作用。

【學名】 *Sambucus nigra* (五福花科接骨木屬)

【和名、別名】西洋接骨木

【利用部位】花 【注意與禁忌】對於忍冬科植物過敏者要多加注意 【主要成分】綠原酸、蘆丁、槲皮苷、黏液質

P92、104、145

金黃洋甘菊

具促進血液循環，特別是促進微循環的作用，能幫助血液流通至身體末端。此外，金黃洋甘菊還能促進膽汁分泌，幫助肝臟維持正常功能，並能促進血中脂肪正常化。

【學名】 *Chrysantellum americanum* (菊科)

【和名、別名】金洋甘菊、黃金花瓶

【利用部位】地上部 【注意與禁忌】兒童、懷孕與哺乳期間的孕婦禁止使用；膽汁性消化不良者禁止使用，對菊科植物過敏者不得使用 【主要成分】類黃酮、皂素、酚酸、生物鹼

P65、138、140、143、156、162、168、187、188、214、216

金盞花

具抗發炎與抗菌作用，能幫助修復皮膚或黏膜。金盞花也具有通經或暖身作用，能改善女性生理期的症狀。由於能促進膽汁分泌，對於提升肝臟功能有一定的效果。

【學名】 *Calendula officinalis* (菊科金盞花屬)

【和名、別名】金盞菊、金盞草

【利用部位】花 【注意與禁忌】懷孕初期禁止使用，懷孕中期以後須注意；對菊科植物過敏者不得使用 【主要成分】類黃酮、類胡蘿蔔素、植物固醇、苦味質、多醣類、精油

P131、139、181、182、207、214

錦葵

含有豐富的黏液，可保護黏膜與皮膚，舒緩喉嚨疼痛或紅腫，有效抑制乾咳症狀。錦葵也能用來改善口腔潰瘍、胃炎、膀胱炎、尿道炎等症狀，並抑制肌膚的發炎，軟化肌膚幫助保濕。此外，錦葵還具有鎮靜、軟化和抗發炎作用。

【學名】 *Malva sylvestris* (錦葵科錦葵屬)

【和名、別名】薄紅葵、藍錦葵、普通錦葵

【利用部位】花 【注意與禁忌】尚無特定禁忌 【主要成分】黏液、花色素苷、類黃酮、單寧

P76、83、97、113、160、193、222

薑

有優異的促進血液循環作用，能溫暖身體、提高代謝功能，促進膽汁與消化液的分泌，可有效改善腸胃不適的症狀。薑還能刺激心臟或血流，幫助恢復活力，是具有強身作用的植物。此外，薑也具有抗發炎作用，對於改善關節疼痛有一定效果。

[學名] *Zingiber officinale* (薑科薑屬)

[和名、別名] 生薑

【利用部位】根莖【注意與禁忌】膽結石、膽道阻塞者禁止使用【主要成分】薑酚、精油、維他命B、礦物質

P80、82

菊苣

含豐富的膳食纖維，能調節腸內環境，也具有利尿與輕微的緩瀉作用，能有助於淨化體內，改善胃部不適或消化不良的症狀。此外，菊苣也能促進肝臟、膽囊、腎臟解毒作用的正常化。

[學名] *Cichorium intybus* (菊科菊苣屬)

[和名、別名] 苦苣

【利用部位】根【注意與禁忌】菊科過敏者不得使用【主要成分】菊粉、單寧、果膠、生物鹼、醣類、苦味質

P64、222

薑黃

具強化肝臟功能與促進膽囊機能的作用，能降低脂肪，幫助調節血中膽固醇值。薑黃還具有消炎作用，能改善皮膚、關節、潰瘍等發炎症狀。

[學名] *Curcuma longa* (薑科薑黃屬)

[和名、別名] 鬱金、秋鬱金

【利用部位】根【注意與禁忌】尚無特定禁忌【主要成分】薑黃素、維他命、精油

P85

千屈菜

屬於強效收斂性與抗細菌性的香藥草，具有組織消炎、止血、利尿作用，能緩和腹瀉症狀並幫助恢復，也能改善肝炎、止血、經血過量、陰道不正常分泌物等症狀。十九世紀英國爆發霍亂的時候，千屈菜被用來治療霍亂，因其顯著功效而聞名。

學名 *Lythrum salicaria* (千屈菜科千屈菜屬)

和名、別名 千禧花

【利用部位】全草【注意與禁忌】懷孕與哺乳期間避免使用【主要成分】糖精、千屈菜鹼、單寧

P96、98、116、117、120、189

西番蓮

西番蓮也稱為植物的精神安定劑，可調節自律神經系統的平衡，舒緩不安的情緒，幫助緊繃的肌肉放鬆，對於緩解不安、壓力、改善失眠症狀等皆有效果。此外，西番蓮也能用來改善更年期或經前症候群等，女性特有的精神不適症狀。

學名 *Passiflora incarnata* (西番蓮科西番蓮屬)

和名、別名 矮雞時計草

【利用部位】地上部【注意與禁忌】12歲以下兒童不得使用；不得與苯乙肼、抗憂鬱藥用併用【主要成分】類黃酮、類黃酮配醣體、麥芽醇、吲哚生物鹼

P114、116

纈草

具優異的鎮靜作用與安定精神作用，經常被用來改善神經性的睡眠障礙。纈草能對中樞神經產生作用，舒緩肌肉緊繃，幫助入睡。對於壓力造成的偏頭痛、肩膀痠痛、腸胃疾病，或是更年期的不安情緒等，皆有改善效果。

學名 *Valeriana officinalis* (忍冬科纈草屬)

和名、別名 西洋鹿子草

【利用部位】根【注意與禁忌】懷孕與哺乳期間的孕婦避免使用；由於纈草有助眠的效果，開車駕駛前須注意【主要成分】精油、纈草醚酯、生物鹼、環烯醚萜、膽鹼、單寧

P106

小蔓長春花

可對腦部循環與提升代謝功能產生作用，並能提高記憶或專注力；能透過微循環的改善作用，進而改善組織功能。小蔓長春花也適用於改善失智症、耳鳴、眼睛疲勞等精神神經系統症狀。

學名 *Vinca minor* (夾竹桃科蔓長春花屬)

和名、別名 纏繞長春花

【利用部位】地上部【注意與禁忌】懷孕與哺乳期間的孕婦避免使用，避免長期與大量使用【主要成分】吲哚生物鹼、單寧

P193、194

小豆蔻

能促進消化，具健胃與排氣作用，適用於食慾不振、胃部灼熱、腸麻痺等消化不適的症狀。用小豆蔻製成的精油以強身作用而聞名，香藥草也具有精神層面的強健作用，能補充活力。

學名 *Elettaria cardamomum* (薑科小豆蔻屬)

和名、別名 細豆蔻

【利用部位】果實【注意與禁忌】心功能與肝功能疾病患者不得使用【主要成分】澱粉、膠質、精油

P92

小翅風車子

自古以來，在非洲小翅風車子就是用來預防與治療瘧疾或肝臟病的傳統香藥草，具利尿作用與促進膽汁分泌的作用，能促進腎臟與肝臟功能的正常化，並有助於排出體內毒素。

學名 *Combretum micranthum* (使君子科風車子屬)

和名、別名 風車藤

【利用部位】葉子【注意與禁忌】懷孕與哺乳期間不得使用【主要成分】類黃酮、單寧、生物鹼（植物鹼）、胺基酸、原花青素、多酚

香薄荷

P193

具優異的抗氧化作用，以及精神層面的強健作用，古代人深信只要隨身攜帶香薄荷，就能擁有強大的心志。香薄荷能幫助促進消化，也有強化胃部功能的作用，其他還有抗菌與抗病毒作用。

【學名】*Satureja montana*（脣形科風輪草屬）

【和名、別名】木立薄荷、冬香薄荷

【利用部位】葉子【注意與禁忌】正在服用抗凝劑（華法林等）者不得使用【主要成分】香芹酚

香蜂花

P77、78、86、96、102、106、112、117、119、120、157、158、160、189、203、211、214、216

香蜂花的鎮靜作用，能讓神經性的興奮恢復平靜，可改善因壓力過度，或不安情緒而造成的心悸或失眠症狀。此外，香蜂花對於壓力引發的消化系統不適症狀、神經性胃炎或食慾不振、腸胃功能障礙等症狀也有改善效果。同時還具有強力的抗菌作用，對於單純疱疹病毒等症狀的恢復也有幫助。

【學名】*Melissa officinalis*（脣形科蜜蜂花屬）

【和名、別名】西洋山薄荷、香水薄荷、檸檬香草

【利用部位】葉【注意與禁忌】尚無特定禁忌【主要成分】精油、單萜配醣體、酚酸、類黃酮【主要成分】香豆素、酚酸、鉀、鈣

香菫菜

P209

花朵泛紫，散發清爽的香氣。具去痰、利尿與緩瀉作用，以及緩解神經疲勞或興奮的作用，能舒緩帶痰的咳嗽症狀或消除失眠症狀。香菫菜的根部具毒性，使用時要特別注意。

【學名】*Viola odorata*（菫菜科菫菜屬）

【和名、別名】匂菫、甜香菫

【利用部位】花、葉子【注意與禁忌】尚無特定禁忌【主要成分】黏液、皂草苷、苯酚配醣體、芳香成分、生物鹼

香豬殃殃

P203

透過香甜的香豆素成分，能發揮安眠效果與安定精神的作用。香豬殃殃也具有舒緩偏頭痛、排氣、利尿作用、健胃強身作用，能改善肝臟或腎臟的功能。

【學名】*Galium odoratum*（茜草科拉拉藤屬）

【和名、別名】香車葉草、甜木樨

【利用部位】全草【注意與禁忌】懷孕與哺乳期間避免使用，採正常用量時無特定禁忌【主要成分】單寧、香豆素

旋果蚊子草

P94、126、129、148、207、222

含有阿斯匹靈原料之一的水楊酸，是鎮痛作用優異的香藥草。旋果蚊子草還具有抗發炎作用，可幫助舒緩關節炎、胃炎、身體各部位的疼痛，並促進腎臟的排出功能與尿液生成，促使排出多餘尿酸。旋果蚊子草還能抑制胃食道逆流或胃灼熱，同時舒緩感冒的初期症狀。

【學名】*Filipendula ulmaria*（薔薇科蚊子草屬）

【和名、別名】西洋夏雪草、新娘草

【利用部位】花、葉【注意與禁忌】服用阿斯匹靈藥物者避免使用，兒童不得使用【主要成分】單寧、類黃酮、水楊酸、精油

薰衣草

P114、126、180、189、223

可舒緩不安或緊張情緒，具優異的放鬆身心作用，除了緩解心理上的不安或改善睡眠障礙，也能緩和神經性的腸胃症狀。薰衣草具鎮靜、鎮痙、抗菌作用，在感冒發燒時使用，可促進身體排汗，達到退燒效果，並發揮排毒作用。

【學名】*Lavandula angustifolia*（脣形科薰衣草屬）

【和名、別名】真薰衣草

【利用部位】花【注意與禁忌】懷孕與哺乳期間的孕婦避免使用【主要成分】精油、單寧、香豆素、類黃

P62、64、65、66、97、97、132、138、139、143、149、150、158、160、169、172、196、203、217、219、220

蕁麻

能發揮代謝功能，幫助排出體內代謝廢物或尿酸，含鐵質等豐富礦物質，具優異的淨血與造血功能；蕁麻根則具備抑制男性荷爾蒙過剩的作用。

學名 *Urtica dioica* (蕁麻科蕁麻屬)

和名、別名 西洋刺草

【利用部位】根、葉子【注意與禁忌】心臟病、腎臟病、懷孕與哺乳期間的孕婦、未滿12歲的兒童不得使用【主要成分】類黃酮、類黃酮配醣體、葉綠素、植物固醇、葉酸、礦物質

P94、132、196

帚石楠

能促進腎臟的排出功能，加上具利尿作用，可幫助改善泌尿系統的症狀。帚石楠還具有抗發炎與殺菌作用，有助於舒緩尿道炎或膀胱炎等感染症狀，並能幫助排出尿酸，對於痛風或發炎性疼痛皆能派上用場。此外，帚石楠還能幫助預防結石。

學名 *Calluna vulgaris* (杜鵑花科帚石楠屬)

和名、別名 檉柳擬、石楠、歐石楠

【利用部位】花【注意與禁忌】尚無特定禁忌【主要成分】對苯二酚配醣體、類黃酮、單寧

P132

熊果

葉子含有熊果素成分，具抗菌與抗發炎作用，能預防或緩解膀胱、尿道、腎臟發炎、傳染病等症狀。熊果素能抑制黑色素的生成，發揮美肌效果，因此經常被用來製成化妝品。

學名 *Arctostaphylos uva-ursi* (杜鵑花科熊果屬)

和名、別名 熊葡萄、熊莓

【利用部位】葉子【注意與禁忌】不得長期連續使用，懷孕與哺乳期間的孕婦、12歲以下的兒童不得使用【主要成分】熊果素、甲基熊果酚甙、對苯二酚、單寧、槲皮素、熊果酸

P129、131、196

赤松

具抗菌、抗病毒、抗發炎作用，能改善淨化支氣管的功能，也具有去痰作用，對於呼吸系統的疾病，特別是舒緩帶痰的咳嗽特別有效。此外，赤松也具有去除廢物淤積的作用。

學名 *Pinus sylvestris* (松科松屬)

和名、別名 歐洲赤松、蘇格蘭松

【利用部位】針葉、毬果【注意與禁忌】受無特定禁忌【主要成分】芳香物質等

P129、140、207

長葉車前

具利尿、止咳、去痰、健胃整腸、促使排便順暢、抗發炎等作用，可促進排出毒素功能的健全化與改善呼吸系統的不適症狀。長葉車前也具降血糖作用，是改善高膽固醇血症與糖尿病的處方。

學名 *Plantago lanceolata* (車前科車前草屬)

和名、別名 立麝香草、普通百里香

【利用部位】葉子【注意與禁忌】尚無特定禁忌【主要成分】環烯醚萜配醣體、車前黃酮苷、高車前貳、β–穀固醇

P211、223

橙皮

將苦橙皮乾燥後製成，具促進食慾與消化、健胃、利尿作用，也有助於舒緩消化不良、便祕、輕微腹瀉症狀。此外，柑橘類植物的香氣能幫助緩解不安情緒，幫助放鬆入睡，讓人產生開朗與樂觀積極的態度。

學名 *Citrus aurantium* (芸香科柑橘屬)

和名、別名 代代橙、苦橙

【利用部位】果皮【注意與禁忌】正在服用單胺氧化酶抑制劑者，以及懷孕或哺乳期間的孕婦不得使用；不得用於未滿6歲的兒童【主要成分】精油、類黃酮配醣體

P114、116、117、119、185

橙花

將開花前的苦橙花苞乾燥製成，具鎮靜、舒緩、抗憂鬱的作用，讓激動的情緒恢復平靜，並減輕不安或壓力。對於緩和心理性的失眠、肌肉緊張皆有效果。使用橙花製成的精油稱為橙花油。

學名 *Citrus aurantium* (芸香科柑橘屬)

和名、別名 代代橙、苦橙

【利用部位】花【注意與禁忌】懷孕期間的孕婦需注意【主要成分】精油、類黃酮配醣體

P116、158、161

蛇麻

具溫和的鎮靜作用，可緩解緊張或不安情緒，改善自律神經系統的失調，睡到一半醒來等睡眠障礙、腸胃不適等症狀。此外，蛇麻具類雌激素作用，有助於緩解不孕或女性更年期的各類症狀，對於促進母乳分泌也有作用。

【學名】 *Humulus lupulus* (大麻科葎草屬)

【和名、別名】西洋唐花草

【利用部位】毬花【注意與禁忌】懷孕與哺乳期間的孕婦不得使用。有憂鬱症傾向避免使用【主要成分】植物固醇、類黃酮、胺基酸、精油

P173

山螞蝗

是用來保護肝臟的植物，尤其是在藥物治療或化療後，能提高肝細胞的耐性。山螞蝗也具有抗氣喘、抗過敏和支氣管擴張作用，能緩和因肌肉緊繃造成的收縮，並改善腰痛等症狀。

【學名】 *Desmodium adscendens* (豆科山螞蝗屬)

【和名、別名】藤甘草

【利用部位】地上部【注意與禁忌】尚無特定禁忌【主要成分】異喹啉生物鹼、類黃酮、皂草苷、花色素苷

P94

山柳菊

具利尿作用，特別是促進腎臟排出功能的作用；可促使排出多餘水分、鹽分、尿素，消除水分囤積所造成的症狀或腳部水腫。此外，山柳菊也具有抗感染作用與促進消化的功效。

【學名】 *Pilosella officinarum* (菊科細毛菊屬)

【和名、別名】這紅輪蒲公英

【利用部位】花【注意與禁忌】菊科過敏者需注意【主要成分】多酚、類黃酮、綠原酸

P96、102、117、120、165、205

山楂

因守護心臟功能而聞名的香藥草，能維持心臟或血管的健康，抑制心悸或心臟輕微不適症狀。此外，山楂也具抗不安情緒與鎮靜作用，能改善精神層面的不穩定或失眠情形，還能維持血壓的正常，高血壓者可服用。附帶一提，本書所介紹的山楂為葉子部位。

【學名】 *Crataegus monogyna* (薔薇科山楂屬)

【和名、別名】西洋山查子

【利用部位】花、葉子、果實【注意與禁忌】尚無特定禁忌，如果患有心臟疾病，請務必諮詢醫師的意見【主要成分】原花青素、類黃酮、三萜、酚酸

P156、157、158、163、165、166、169、171、172、173、174、217

聖潔莓

能對荷爾蒙中樞之腦下垂體直接產生作用，調節女性荷爾蒙分泌，具黃孕酮作用。聖潔莓可舒緩經痛或調節生理週期，幫助改善經前症候群等症狀。對於停經前後所發生的生理或心理症狀，皆有舒緩的作用。

【學名】 *Vitex agnus-castus* (脣形科牡荊屬)

【和名、別名】西洋人參木、聖潔樹

【利用部位】果實【注意與禁忌】懷孕與哺乳期間的孕婦、服用避孕藥者不得使用【主要成分】精油、生物鹼、環烯醚萜配醣體、類黃酮

P92、103、173、203

水飛薊

能改善肝功能，保護肝臟與促進再生，可說是守護肝臟的藥草。水飛薊還能改善肝炎和脂肪肝，延緩肝硬化的進行，對於改善肝功能降低導致的頭痛或疲勞等症狀也有效果。水飛薊也有鎮痙作用與抗憂鬱作用，自古以來人們會運用水飛薊的種子來抑制血壓上升。

【學名】 *Silybum marianum* (菊科水飛薊屬)

【和名、別名】大薊、乳薊

【利用部位】種子、地上部【注意與禁忌】菊科過敏者不得使用【主要成分】水飛薊素、類黃酮、水飛薊賓、維他命E

P93、145、209

肉桂

具優異的促進血液循環作用，能溫暖身體，也有抗菌與抗發炎作用，有助於預防凍瘡或感冒。此外，肉桂也能延緩血糖值的上升，讓血糖值得以維持正常，並含有豐富的抗氧化物質。

學名 *Cinnamomum zeylanicum*（樟科肉桂屬）

和名、別名 桂皮、錫蘭肉桂

【利用部位】樹皮【注意與禁忌】懷孕與哺乳期間的孕婦不得使用，胃潰瘍患者不得使用【主要成分】精油、單寧、原花色素低聚物、香豆素

P144、173、174、216

紫花風鈴木

生長於南美熱帶雨林的喬木，從印加帝國時代起就是藥用的植物，具強大的抗菌、抗真菌、抗病毒作用，可強化免疫系統或肝臟的排出功能，活化免疫系統。紫花風鈴木也具有抗發炎作用，對於發炎或疼痛的鎮靜也有效果。

學名 *Handroanthus impetiginosus*（紫葳科紫花風鈴木屬）

和名、別名 紫伊蓓樹、大喜寶

【利用部位】樹皮【注意與禁忌】不得過量攝取，服用抗凝劑者禁止使用【主要成分】萘醌、拉帕醇、環烯醚萜

P128、173、174、213、216

紫錐花

可強化免疫力，具抗菌與抗病毒作用，能預防感冒、流感、單純疱疹病毒等傳染病，加上具有消炎作用，對於關節炎、痛風、骨盆疼痛或發炎皆有作用。

學名 *Echinacea purpurea*（菊科松果菊屬）

和名、別名 紫錐菊

【利用部位】種子、花、根【注意與禁忌】禁止自體免疫性疾病患者使用，對菊科植物過敏者也不得使用【主要成分】紫錐菊苷、洋薊素、多醣體、烷醯胺

P98、103、112、121、144、193、209、220

刺五加

具適應原作用，能增進肉體與精神層面的抗壓力，並提升全身機能與活力。刺五加可提高疲勞或病後康復力與免疫力，有助於預防疾病。

學名 *Eleutherococcus senticosus*（五加科五加屬）

和名、別名 蝦夷五加木

【利用部位】根、根莖【注意與禁忌】懷孕與哺乳期間的孕婦不得使用；避免長期使用【主要成分】皂素、聚糖、木脂素、香豆素

P82、104

菜薊

能促進膽汁生成或分泌，也是改善肝功能或促進消化功能的香藥草，神經性的強健效果也值得關注。

學名 *Cynara scolymus*（菊科朝鮮薊屬）

和名、別名 朝鮮薊

【利用部位】花、莖、葉、根【注意與禁忌】對於菊科植物過敏的人避免使用，膽結石、膽道阻塞者禁止使用【主要成分】洋薊酸、綠原酸、咖啡酸、菜薊苦素、木犀草素、蒲公英甾醇

P104、139、143、144、187、207

三色堇

大花三色堇的原種之一，可促進血液的淨化，維持健康的肌膚。三色堇也具抗發炎作用，能幫助舒緩肌膚發炎後引發的症狀。此外，三色堇能增進血液功能，促進排出毒素，能用來舒緩並預防循環系統的症狀。

〔學名〕 *Viola tricolor* (堇菜科堇菜屬)

〔和名、別名〕野三色堇

【利用部位】花、葉子【注意與禁忌】尚無特定禁忌【主要成分】三色堇黃甙、類黃酮、水楊酸甲酯、黏液、單寧

P156

艾草

能溫暖腸胃並抑制疼痛和出血，對於出血性疾病能產生舒緩作用。艾草的優點是改善女性特有的不適症狀，讓月經維持正常，並能藉由淨血與造血作用來改善血液循環，同時利尿作用還可達到淨化體內的功效。除了傳統艾草，也可使用日本產的艾草。

〔學名〕 *Artemisia vulgaris* (菊科蒿屬)

〔和名、別名〕北艾

【利用部位】葉【注意與禁忌】懷孕與哺乳期間的孕婦避免使用，荷爾蒙依存性癌症患者與菊科過敏者不得使用，不得過量攝取【主要成分】單寧、類黃酮、香豆素、倍半萜內酯、精油

P93

桑樹

飯前飲用桑樹汁能抑制醣類吸收，控制飯後血糖值的上升，除了預防糖尿病，也能預防各類慢性病。由於桑樹能幫助醣類不會馬上吸收而且直接輸送至大腸，所以得以改善腸內環境。桑樹也具有降血壓、強身、抗菌、促進排汗、利尿、消炎等作用。

〔學名〕 *Morus alba* (桑科桑屬)

〔和名、別名〕桑子、唐桑

【利用部位】葉子【注意與禁忌】尚無特定禁忌【主要成分】桑葉生物鹼、γ–胺基丁酸、葉綠素、植物固醇、礦物質

歐白芷

能促進胃液或膽汁分泌，改善消化不良或食慾不振的情形。此外，歐白芷具有促進血液循環的作用，有助於調整荷爾蒙平衡，手腳發冷、經前症候群、不孕、更年期精力或體力衰退的時候，都能多加使用。

學名 *Angelica archangelica*（繖形科當歸屬）

和名、別名 西洋當歸

【利用部位】根、種子【注意與禁忌】懷孕期間不得使用【主要成分】α–蒎烯、白芷素（呋喃香豆素）、植物固醇

歐蓍草

能促進身體排出毒素功能的正常化，並幫助改善肝功能，進而解決肌膚問題。歐蓍草具有類孕酮作用、鎮痙、抗發炎、止血作用，還能刺激子宮的血液循環，有助於改善生理不順、經血過多、子宮相關症狀。

學名 *Achillea millefolium*（菊科蓍屬）

和名、別名 西洋蓍草

【利用部位】葉子、花【注意與禁忌】菊科過敏者不得使用【主要成分】精油、菊粉、天門冬醯胺、氰苷

歐洲白蠟樹

具促進腎臟的排出與利尿功能，可幫助排出囤積於體內的多餘水分。歐洲白蠟樹也具有抗發炎作用，有助於舒緩關節炎或類風濕性關節炎。在瘦身期間食用，也有不錯的效果。

學名 *Fraxinus excelsior*（木樨科梣屬）

和名、別名 歐洲梣

【利用部位】葉子、樹皮【注意與禁忌】尚無特定禁忌【主要成分】類黃酮、香豆素、精油、甘露醇

一枝黃花

具改善尿道症狀的收斂與抗氧化作用，以及利尿作用，有助於舒緩腎臟、膀胱、尿道的發炎。一枝黃花的抗發炎作用對於過敏性症狀也有不錯效果，對呼吸系統也能產生作用，能改善咳嗽、喉嚨痛、慢性流鼻水等感冒症狀。

【學名】*Solidago virgaurea*（菊科一枝黃花屬）

【和名、別名】秋麒麟草、幸福草

【利用部位】地上部【注意與禁忌】肺水腫、慢性腎臟病、特定心臟病患者需注意【主要成分】皂素、精油、單寧、類黃酮

薏仁

薏仁是去除薏苡種皮後的種子，可製成中藥材。薏仁能排出體內多餘水分，具鎮痛與解熱的作用，能幫助舒緩發熱感的關節痛、肌肉痛、神經痛、疣等症狀，同時也被認為能對子宮頸上皮內贅瘤或瘜肉產生作用。

【學名】*Coix lacryma-jobi*（禾本科薏苡屬）

【和名、別名】

【利用部位】去除種皮後的種子【注意與禁忌】孕婦或接受醫師治療者，使用前請諮詢醫師【主要成分】脂肪酸、固醇、薏仁酯

藥蜀葵

含有豐富的黏液質，可滋潤黏膜，抵禦外界的刺激，幫助身體修復。藥蜀葵有能改善乾咳、喉嚨痛、支氣管炎、口腔潰瘍、消化器官或泌尿器官的發炎、胃潰瘍、胃炎、便祕等症狀，也具有抗發炎作用或去痰、利尿、緩瀉等作用。本書所介紹的藥蜀葵部位為根部。

【學名】*Althaea officinalis*（錦葵科蜀葵屬）

【和名、別名】薄紅立葵、絨葵、蜀葵

【利用部位】根、花、葉子【注意與禁忌】與其他藥物併用時可能會導致吸收藥物速度變慢【主要成分】黏液、類黃酮、酚酸

藥用鼠尾草

藥用鼠尾草具類雌激素作用，有助於調節女性荷爾蒙平衡，對於抑制更年期障礙的潮熱或夜間盜汗等症狀特別有效。藥用鼠尾草也具有優異的抗菌與抗發炎作用，能幫助舒緩口腔潰瘍或喉嚨發炎，還能刺激腎上腺，具類似強身藥物的作用。

【學名】*Salvia officinalis*（脣形科鼠尾草屬）

【和名、別名】普通鼠尾草

【利用部位】葉【注意與禁忌】荷爾蒙依存性癌症患者與孕婦不得使用【主要成分】側柏酮、樟腦、類黃酮、迷迭香酸、鉀

尤加利

具優異的抗菌與去痰作用，可舒緩感冒引發的咳嗽、支氣管炎、喉嚨發炎、鼻塞等症狀；還能透過抗病毒作用預防流感，幫助身體復原。此外，尤加利也能緩解花粉症與過敏症狀，促進血液循環並幫助降血糖。

【學名】*Eucalyptus globulus*（桃金孃科桉屬）

【和名、別名】藍桉

【利用部位】葉子【注意與禁忌】懷孕與哺乳期間的孕婦避免使用，不得過量攝取【主要成分】精油、桉油醇、原花青素、三萜

銀杏葉

具促進血液循環的作用，能改善微循環（末端血流），適用於耳鳴、頭暈、抑鬱等症狀。銀杏葉含豐富的類黃酮，能強化血管，對於預防阿茲海默症或血管性失智症有一定效果。

【學名】*Ginkgo biloba*（銀杏科銀杏屬）

【和名、別名】銀杏、公孫樹、鴨掌樹

【利用部位】葉子【注意與禁忌】正在服用抗凝劑（華法林等）者不得使用【主要成分】類黃酮、總內酯、雙黃酮、銀杏酸

問荊

含有豐富礦物質的香藥草，能補充體內的礦物質，維持骨骼、
毛髮、指甲等部位的健康。此外，問荊還具有利尿作用，可促
進體內代謝，維持腎臟功能，並改善水腫或關節疼痛等症狀。

學名 *Equisetum arvense* (木賊科木賊屬)

和名、別名 馬尾

【利用部位】葉子、莖【注意與禁忌】懷孕與哺乳期間的孕婦、未滿
12歲的兒童、心臟或腎臟機能不全者不得使用；避免長期使用【主
要成分】二氧化矽、生物鹼、單寧、類黃酮

虞美人

能用來止咳與緩和聲音沙啞，或是改善支氣管不適症狀，具
鎮靜、鎮痙、止咳作用，也能抑制興奮，是能幫助安穩入睡
的溫和香藥草。

學名 *Papaver rhoeas* (罌粟科罌粟屬)

和名、別名 雛芥子、雛罌粟

【利用部位】花【注意與禁忌】懷孕與哺乳期間的孕婦、未滿7歲的
兒童不得使用，使用時須遵照建議用量；不可與安眠藥或抗不安
藥共用【主要成分】花青素、生物鹼、黏液

月桂葉

能促進消化，減輕腸內氣體生成，並具有促進膽汁分泌的作
用。月桂葉也有殺菌與抗發炎作用，能幫助舒緩支氣管炎等
呼吸系統症狀，以及類風濕性關節炎、關節疼痛、牙痛等症
狀。

學名 *Laurus nobilis* (樟科月桂屬)

和名、別名 月桂樹、桂冠樹

【利用部位】花【注意與禁忌】尚無特定禁忌【主要成分】豐富的芳
香物質

芫荽

能對消化器官產生作用，幫助消化與腸胃蠕動活性化，健胃
整腸，並緩解胃部不適，也有助於排出腸內氣體或有害物質。
此外，芫荽也具有抗菌、鎮靜、鎮痙的作用，對於舒緩腹瀉
與頭痛皆有一定效果。

學名 *Coriandrum sativum* (繖形科芫荽屬)

和名、別名 香菜

【利用部位】果實（種子）【注意與禁忌】尚無特定禁忌【主要成分】
類黃酮、酚酸、單寧、脂肪酸

用語解說

以下簡單彙整曾在本書內容中出現，或在植物療法和香藥草解說單元中出現的「作用」名詞，介紹這些作用的涵義，作為閱讀本書時的參考。

★按注音順序排列

疤痕形成作用／治癒傷口等疤痕

保護黏膜作用／守護黏膜

排氣作用／排出腸內氣體

調節皮脂平衡作用／調節皮脂的平衡

調節荷爾蒙作用／調節荷爾蒙分泌

通經作用／讓經期保持規律

類女性荷爾蒙作用／發揮類似女性荷爾蒙的作用

利膽作用／提高膽囊功能

利尿作用／促進排尿

抗病毒作用／抑制病毒繁殖

抗發炎作用／預防發炎惡化

抗風濕作用／抑制類風濕因子

抗感染作用／預防傳染病

抗過敏作用／抑制過敏

抗菌作用／預防細菌繁殖

抗真菌作用／預防真菌病

抗組織胺作用／抑制組織胺

抗憂鬱作用／緩和憂鬱情緒

活化免疫作用／活化免疫功能

喚醒作用／活化身心的功能

肌肉弛緩作用／消除肌肉的緊繃

解毒作用／中和體內毒素，促進排毒

解熱作用 / 降低體內熱氣

健胃作用 / 改善胃部狀態

降血壓作用 / 降低血壓

淨化作用 / 加強體內的淨化功能

淨血作用 / 讓血液變乾淨

強肝作用 / 提高肝臟功能

強健子宮作用 / 增強子宮功能

強健作用 / 提高身體功能

強心作用 / 活化心臟功能

去痰作用 / 促使排痰

去除靜脈停滯作用 / 消除靜脈的血液停滯

血壓上升作用 / 提高血壓

消炎作用 / 抑制發炎

興奮作用 / 提振精神

止咳作用 / 抑制咳嗽

止血作用 / 中止出血

鎮痛作用 / 舒緩疼痛

鎮痙作用 / 舒緩肌肉緊繃

鎮靜作用 / 讓神經系統休息

除滯留作用 / 去除停滯於體內的水分、代謝廢物、
　　　　　　血液、淋巴液等

殺菌作用 / 殺死細菌

收斂作用 / 收縮身體組織

舒緩作用 / 舒緩身心的緊張

軟化皮膚作用 / 讓皮膚變得柔軟

組織再生作用 / 促進組織再生

刺激作用 / 刺激身體以提高身體功能

促進代謝作用 / 提高新陳代謝

促進膽汁分泌作用 / 促進膽汁分泌

促進血液循環作用 / 讓血液循環更為順暢

促進消化作用 / 調節腸胃功能

催膽作用 / 促進膽汁分泌

催乳作用 / 促進母乳分泌

催淫作用 / 提高性慾

安眠作用 / 幫助安穩入睡

抑制皮脂分泌作用 / 抑制油脂分泌

參考文獻

La bible des plantes qui soignent : Michel Pierre / CHÊNE 2017
Mon corps en équilibre : Caroline Florentin, Geraldine Pezet / Tana Edition 2020
Les Tempérament : Yves Vanopdenbosch / Editions Amyris 2012
Plantes médicinales & Tempérament : Yves Vanopdenbosch / Editions Amyris 2018
《メディカルハーブ事典 改訂新版》東京堂出版 (2016)
《メディカルハーブ事典》日経ナショナルジオグラフィック社 (2014)
《アロマ＆ハーブ大事典》新星出版 (2021)

參考網站

Doctissimo
www.doctissimo.fr
ViDAL
www.vidal.fr/parapharmacie/phytotherapie-plantes.html
Plantes&santé
www.plantes-et-sante.fr
passeportsanté
www.passeportsante.net/

2AF369

| 作　　　者 | 梅屋香織 |
| 譯　　　者 | 楊家昌 |

責 任 編 輯	蔡穎如
封 面 設 計	兒日設計
內 頁 編 排	林詩婷

行 銷 主 任	辛政遠
行 銷 專 員	楊惠潔
總 編 輯	姚蜀芸
副 社 長	黃錫鉉
總 經 理	吳濱伶
首 席 執 行 長	何飛鵬

出　　　版	創意市集
發　　　行	英屬蓋曼群島商家庭傳媒股份有限公司城邦分公司 Distributed by Home Media Group Limited Cite Branch
地　　　址	115 臺北市南港區昆陽街16號7樓 7F., No. 16, Kunyang St., Nangang Dist., Taipei City 115 , Taiwan

讀者服務專線	0800-020-299 周一至周五09:30～12:00、13:30～18:00
讀者服務傳真	(02)2517-0999、(02)2517-9666
E - m a i l	service@readingclub.com.tw
城 邦 書 店	城邦讀書花園www.cite.com.tw
地　　　址	115 臺北市南港區昆陽街16號5樓
電　　　話	(02) 2500-1919　營業時間：09:00～18:30

I S B N	978-626-7336-67-0
版　　　次	2024年5月初版1刷
定　　　價	新台幣520元 / 港幣173元

| 製 版 印 刷 | 凱林彩印股份有限公司 |

HABU DE HAJIMERU SHOKUBUTSU RYOHO NO TEBIKI
© 2022 Kaori Umeya
© 2022 Graphic-sha Publishing Co., Ltd. All Rights Reserved.
This book was first designed and published in Japan in 2022 by Graphic-sha Publishing Co., Ltd.
This Complex Chinese edition was published in 2024 by PCuSER Press ,a division of Cite Publishing Ltd..
Complex Chinese translation rights arranged with Graphic-sha Publishing Co., Ltd.
through AMANN CO., LTD.

國家圖書館預行編目(CIP)資料

香藥草自癒全書：72⁺對應處方 x 105 種香藥草事典，從緩解
疼痛、調整體質到提升免疫，適用一生的天然植物療法指南／
梅屋香織 著；楊家昌 譯 . -- 初版 . -- 臺北市：創意市集出
版：英屬蓋曼群島商家庭傳媒股份有限公司城邦分公司發行，
2024.05
　　面；　　公分
ISBN 978-626-7336-67-0（平裝）

1.CST: 藥用植物 2.CST: 植物性生藥 3.CST: 自然療法

418.52　　　　　　　　　112021688

香港發行所　城邦（香港）出版集團有限公司
九龍土瓜灣土瓜灣道 86 號順聯工業大廈 6 樓 A 室
電話：(852) 2508-6231
傳真：(852) 2578-9337
信箱：hkcite@biznetvigator.com

馬新發行所　城邦（馬新）出版集團
41, Jalan Radin Anum, Bandar Baru Sri Petaling,
57000 Kuala Lumpur, Malaysia.
電話：(603) 9056-3833
傳真：(603) 9057-6622
信箱：services@cite.my

Original edition creative staff
Photos: Akiko Tsunoda
Styling: Mayumi Kawamura
Collage: Chisato Tatsuyama

Illustrations: Natsu Yamaguchi
Design: Tomoko Tsukiashi
Editing: Makiko Shoji

Special thanks
UTSUWA
HARIO SCIENCE CO., LTD.
Cafe de Savon (https://www.cafe-de-savon.com)